DIZ
CONS
TRU
ÇÃO

por todas nós

Editora Appris Ltda.
1.ª Edição - Copyright© 2025 da autora
Direitos de Edição Reservados à Editora Appris Ltda.

Nenhuma parte desta obra poderá ser utilizada indevidamente, sem estar de acordo com a Lei nº 9.610/98. Se incorreções forem encontradas, serão de exclusiva responsabilidade de seus organizadores. Foi realizado o Depósito Legal na Fundação Biblioteca Nacional, de acordo com as Leis nos 10.994, de 14/12/2004, e 12.192, de 14/01/2010.

Catalogação na Fonte
Elaborado por: Dayanne Leal Souza
Bibliotecária CRB 9/2162

A327d
2025
	Albatroz, Katarina
	   Diz: construção: por todas nós / Katarina Albatroz. – 1. ed. – Curitiba: Appris, 2025.
	   99 p. ; 21 cm.
	
	   ISBN 978-65-250-7333-0
	
	   1. Autoanálise. 2. Construção emocional. 3. Saúde mental. 4. Feminismo. 5. Maternidade. 6. Religião. I. Albatroz, Katarina. II. Título.
	
	                                                                       CDD – 305.42

Editora e Livraria Appris Ltda.
Av. Manoel Ribas, 2265 – Mercês
Curitiba/PR – CEP: 80810-002
Tel. (41) 3156 - 4731
www.editoraappris.com.br

Printed in Brazil
Impresso no Brasil

KATARINA ALBATROZ

DIZ CONSTRUÇÃO

por todas nós

artêra
editorial

Curitiba, PR
2025

FICHA TÉCNICA

EDITORIAL — Augusto V. de A. Coelho
Sara C. de Andrade Coelho

COMITÊ EDITORIAL — Marli Caetano
Andréa Barbosa Gouveia (UFPR)
Edmeire C. Pereira (UFPR)
Iraneide da Silva (UFC)
Jacques de Lima Ferreira (UP)

SUPERVISORA EDITORIAL — Renata C. Lopes
PRODUÇÃO EDITORIAL — Adrielli Almeida
REVISÃO — Simone Ceré
DIAGRAMAÇÃO — Amélia Lopes
CAPA — Daniela Baumguertner
REVISÃO DE PROVA — Jibril Keddeh

AGRADECIMENTOS

À minha psicóloga, por iluminar os abismos dentro de mim, guiando-me na descoberta de novas perspectivas e ajudando-me a construir novas bases do meu ser com consciência.

Sua dedicação foi a ponte que transformou a dor em aprendizado e o aprendizado em força.

Aos profissionais da psicologia, guardiões da alma humana, que se dedicam a ressignificar o sofrimento e a revelar o que há de mais profundo na experiência de viver.

Ir em busca de si, ir além do que se diz ser, restaurar-se, reconstruir-se dentre as inúmeras farsas que vestem nossa existência.

Aprofundar-se sem medo e ir, jogando ao vento cada uma das partes desse embrulho trabalhado

e tão bem embalado com lacres e lacres. Por fim, apaixonar-se por quem se é,

é um ato de total rebeldia e resistência,

além de jamais esperado, é principalmente um ato de muita coragem.

Passar a se comprometer a adotar a si

até o último respiro. Se diz: Construção, porque há um ser novo, há um ser a ser construído na liberdade,

há um ser à espera deste resgate, há um ser que só é quando sua razão vence as barreiras obscuras da dor, de tudo que fora plantado, enraizado

e reforçado para encobrir sua existência.

Repito: Se diz construção...

(A autora)

A todo ser que, em si, não se reconhece.

SUMÁRIO

INTRODUÇÃO..13

CAPÍTULO 1
A COMPREENSÃO..22
O MOTIVO SEM RAZÃO...29

CAPÍTULO 2
O SER CATEGÓRICO..34
A BUSCA NÃO GUIADA...38
O CONFRONTO E A ACEITAÇÃO...43
A PERCEPÇÃO DO QUERER..47

CAPÍTULO 3
A GRAVIDEZ, A GRAVIDADE E A GRAVIDADE...............................51
O SER DE SEGUNDA LINHA...55
A GESTAÇÃO DE SI MESMA...58
A VÍTIMA DA VÍTIMA..61

CAPÍTULO 4
A CRISE..65
O TERCEIRO OLHO...68
O COMEÇO DO SEM FIM..71

CAPÍTULO 5
EXPRESSÕES GUARDADAS..76
A EXPANSÃO DA DOR..80

CAPÍTULO 6
REALINHAR A VESTE AO SER...85
INSATISFAÇÃO: O DESEJO NÃO ATENDIDO..................................89
A SILENCIOSA MÍSTICA..96

INTRODUÇÃO

O livro oferece uma narrativa implícita dos cinco anos do meu intenso processo terapêutico psicológico, conduzindo o leitor por uma reflexão profunda que atravessa uma crise existencial e abrange a expansão da consciência sobre temas como maternidade, religião e feminismo. A história se entrelaça com a infância de minha genitora, que, aos 16 anos, possuindo uma alma artística e enfrentando as adversidades da desigualdade social, tomou a corajosa decisão de deixar a segurança de uma pequena cidade cristã no interior.

Vinda de uma família de agricultores com oito irmãos, e sem qualquer noção dos perigos que enfrentaria, ela partiu para a capital, determinada a construir uma vida melhor. Aos 17 anos, morando longe de seu trabalho, ela pegava o ônibus em um ponto onde, diariamente, encontrava as mesmas pessoas, formando uma rede silenciosa de conhecidos que compartilhavam aquele momento de espera. Quando a trajetória de sua existência é interceptada pelo encontro imprevisto com um homem afável, então com a idade avançada de 42 anos, que frequentemente se dispunha a oferecer carona as pessoas do mesmo ponto de ônibus, isso marcou um ponto de virada em sua vida.

Chovia muito em uma dessas manhãs tumultuadas, os ônibus demoravam e ela aguardava no ponto sozinha para seguir sua rota para o trabalho; ao sentir-se confortada pelo semblante já conhecido, impulsivamente, aceitou a generosa oferta de carona. Ao adentrar o veículo, uma sutil inquietação tomou conta dela ao notar a presença discreta de uma arma. Enquanto trocavam palavras, ele desviou deliberadamente o percurso, conduzindo-a a um motel. Sem reação, ali, sob a coação de ameaças veladas e o peso da sua autoridade, ela foi subjugada a um ato de violência, um ato que profanou sua intimidade e transgrediu os limites da sua existência. Essa união forçada, marcada pela ausência de consentimento, culminou em uma gestação envolta em medo e dilemas, gestação essa que me trouxe ao mundo como testemunha silenciosa de uma história marcada pela dor e pela injustiça.

Anos após conhecer a verdade de minha origem, à medida que adentrava a maturidade precoce de meus 18 anos, aparentemente indiferente a esse fato, já enfrentando as dificuldades do início da vida adulta, deixei para trás o lugar ao qual jamais me senti pertencente.

Quando não se sente pertencimento, se paira na vida sob uma condição de vulnerabilidade, como se faltasse algo. É como viver à deriva, sem ancoragem, onde a ausência de conexão e aceitação deixa um vazio profundo e persistente.

Essa falta de pertencimento gera uma sensação de incompletude, um sentimento de que algo essencial está sempre fora de alcance. Foi talvez em busca desse "algo essencial" que eu decidi partir para morar bem distante de onde fui criada.

Anos após essa mudança, percebi que entre os intervalos dos meus dias uma dor psicológica intensa me atravessava. Sempre sem razão evidente, ela pressionava a minha sobrevivência, tornando-se cada vez mais forte.

Essa dor que me assaltava foi também companheira de longos anos, perseguindo-me insistentemente existência afora. Ela instigou-me a querer descobrir sua causa, mostrando as consequências perversas em todas as esferas da minha vida, comportamental, social e emocional.

Posso dizer que na arena implacável da vida adulta, onde as amarras do destino econômico nos oprimem ainda mais, sobreviver como indivíduo de origem humilde, marcada por uma identidade truncada por um único responsável legal, revelou-se uma batalha desigual. Ciente de que minha mãe "solteira", uma sobrevivente de um estupro em uma sociedade marcadamente machista, enfrentou desafios intransponíveis, compreendi que o sucesso financeiro e até mesmo o equilíbrio psicológico eram miragens distantes. Uma rede de apoio, seja ela emocional ou financeira, sempre se mostrou elusiva para mim, como se eu fosse uma ilha solitária em um oceano de indiferença e desamparo.

Como se os fardos que já carregava não fossem suficientemente pesados, fui apanhada de surpresa por uma ligação que ecoava na linha telefônica, trazendo consigo as sombras do passado que eu desejava enterrar. Era minha mãe, trazendo à tona, trinta e cinco anos depois, a dolorosa determinação de trazer à luz a verdade oculta de minha história. Com uma voz carregada de emoção contida, ela revelou que, após incansáveis buscas, finalmente havia encontrado o responsável pelo seu tormento de juventude, aquele que havia deixado, além de mim, grandes cicatrizes.

E o mais perturbador: ele estava ao alcance de um clique, recluso em uma rede social, como se o tempo não tivesse o poder de dissipar sua presença. Naquele instante, senti-me confrontada com uma escuridão em minha existência, como se estivesse diante de um abismo que ameaçava engolir-me por inteira. Em meio àquela revelação, surgiu uma espiral de emoções me envolvendo em um turbilhão de vergonha, tristeza e profundo autodesprezo.

Eu já havia enraizado esse autodesprezo desde a primeira infância, palavras como rejeitada de pai e mãe ou alegações de que eu não deveria ter nascido eram velhas conhecidas no meu espelho e já eram tão íntimas a ponto de me sentir totalmente confortável neste lugar. Mas agora era como se, ao olhar-me no espelho, além do autodesprezo, visse uma herança indesejada que me perseguia implacavelmente.

A vergonha, a dor e todos os sentimentos sombrios sobre minha própria pessoa afloraram em uma onda avassaladora, silenciando minha voz e me paralisando. Incapaz de suportar o peso insuportável daquela revelação, interrompi abruptamente a conversa com minha mãe naquele dia. Desliguei o telefone sem pronunciar sequer uma despedida.

Os dias se arrastavam, transformando-se em uma sucessão desoladora de momentos em que minha coragem para enfrentar meu próprio reflexo diminuía a cada instante. Minha mente era assolada por um turbilhão de questionamentos, uma avalanche de interrogações sem respostas definitivas.

Quantas vidas nasceram da mesma violência que me trouxe ao mundo? Quantos danos, quantos traumas essas mulheres carregam em seus corações dilacerados? E quantas, como eu, são forçadas a carregar o pesado fardo deste estigma? Uma marca que mancha nossa identidade e envenena nossa existência.

Essas reflexões, em sua insistência, me assombravam a qualquer hora do dia ou da noite, transformando cada pensamento em uma dolorosa jornada rumo ao abismo da desesperança e da angústia, levando minha vida a um mar de disfuncionalidade cada vez mais profundo.

Percebi, com amargura, que me julgar como algo intrinsecamente ruim e destituída de valor era o caminho certo para um abismo de sofrimento constante, um labirinto de gatilhos emocionais, inseguranças paralisantes e paranoias sufocantes. Era como se eu estivesse presa em uma teia de autodepreciação e autocondenação, incapaz de encontrar uma saída.

Decidi, então, desafiar o destino. Era hora de reunir coragem para confrontar a realidade de frente, sem recuar diante das sombras do passado.

Confesso que não nutria qualquer expectativa em relação a um ser desprezível, capaz de infligir danos irreparáveis à vida de uma jovem de apenas 17 anos, condenando-a a carregar para sempre as cicatrizes profundas de traumas e uma vida dependente da sua falta de condições de conduzi-la.

Não me surpreende, tampouco, o fato de que esse mesmo indivíduo se apresente como um devoto seguidor da Bíblia, arrogando-se até mesmo o título de teólogo. Afinal, a hipocrisia muitas vezes se disfarça sob a máscara da piedade e da retidão moral.

No olhar de um fascista, meticuloso, deturpado e dissimulado, sua essência se revela por uma verborragia, que trai sua verdadeira natureza. No entanto, sob sua máscara de sorriso afável e homem cordial, com uma intimidade pretensiosa, ele ousa atribuir a Deus uma admiração pela teoria quântica, como se pudesse fazer a divindade validar suas próprias inclinações pseudointelectuais. Onze vidas, algumas geradas sob as mesmas circunstâncias macabras, provavelmente apenas as que conhecemos, um triste testemunho do sofrimento que pode ter sido infligido a várias mulheres ou crianças.

Pessoas que compartilharam a infância sob sua presença agora travam uma batalha árdua para se libertarem dos grilhões dos traumas psicológicos causados pela sociopatia desse ceifador de existências. Algumas sem condições ou capacidade cognitivas para compreender a realidade se apegam a uma falsa sensação de paternalismo romântico vendido pelos paradigmas sociorreligiosos, com certeza ignorando as dores do passado e seguindo a falácia do perdão.

Estupradores frequentemente se camuflam com a máscara da normalidade: homens comuns, muitas vezes casados, devotos religiosos, vestidos com elegância e dotados de uma eloquência sedutora.

Falo dessas verdades como no lugar da consequência que testemunhou de perto a hediondez do caso que descrevi. Quando o estuprador tomou conhecimento de minha existência de maneira desonesta, revelou-se satisfeito, exibindo-se como um pavão vaidoso que ostenta suas penas. Em sua única comunicação comigo por escrito, em uma mensagem recebida contra a minha vontade, ousou afirmar que todas as suas ações em vida haviam sido louváveis, e que minha própria existência era prova disso. Insinuou, de forma perversa, que se eu não aceitasse sua premissa, eu deveria me considerar intrinsecamente malévola.

O crime hediondo que ele cometeu transformou-se em mais um troféu em sua coleção, enquanto comprometeu irremediavelmente duas vidas com o peso insuportável do trauma.

Como o indivíduo em questão, eles se gabam de suas "conquistas" mesmo quando estas foram obtidas pela violência e coerção. Em uma atitude repulsiva, ignoram os fatos e o sofrimento das vítimas, se intitulam benfeitores, como se suas ações hediondas pudessem ser justificadas por uma suposta generosidade.

O sistema falha em múltiplos níveis, revelando-se inadequado e insensível diante das complexidades e dores profundas das vítimas de crimes como o estupro e suas consequências. Falha na sua composição legal, ao permitir que esses crimes sejam invalidados pela prescrição penal, negando assim a justiça e perpetuando a impunidade dos agressores.

Ainda que no Brasil o aborto em casos de estupro seja autorizado desde 1940, o sistema patriarcal e misógino em que vivemos ignora os fatos e as dificuldades emocionais que uma vítima enfrenta ao se ver nessa situação abusiva. Denunciar o agressor só é possível para algumas, visto que os índices de violência e feminicídio são enormes. Imagina a dificuldade de alguém sem instrução, no final de uma adolescência, para vencer as barreiras da denúncia, sendo constantemente ameaçada em um ano como 1984?

Falha ainda hoje ao negar às mulheres o direito básico à saúde reprodutiva, ao não garantir acesso a um aborto seguro numa situação em que somente a mulher é capaz de dizer se é possível prover a ela e a um ser as condições necessárias para existir.

Falha ao não fornecer de maneira perpétua um acompanhamento psicológico necessário não só para as vítimas mas também ao ser concebido nessas circunstâncias, que com certeza sofrerá as sequelas emocionais de um trauma tão profundo de sua genitora. Enquanto a lei falha em oferecer uma reparação adequada para o dano irreparável infligido às vítimas, resta-nos a amarga tarefa de lutar pela reconstrução emocional. Dessa total disfuncionalidade que provoca um caminho árduo e tortuoso, em que muitos de nós não seremos capazes de recobrar um fragmento da dignidade e da paz de espírito que nos foram roubados tão cruelmente.

Além disso, mais uma falha do sistema em não amparar legalmente, financeiramente e em todos os aspectos os seres que nascem sob essas circunstâncias dolorosas, deixando-os à mercê de um destino incerto e muitas vezes cruel.

Pode parecer estranho ouvir que haveria de ter uma reparação sobretudo emocional e financeira. Mas quando se está do outro lado da linha, percebe-se o quanto esse fator implica, socialmente falando, no desenvolvimento de uma nova vida. Muito se escuta falar dos "Pró-vida", sim, ninguém em sã consciência seria a favor da morte ou da não existência. Porém, eu, como sobrevivente até agora e herança do caos fornecido por uma sociedade patriarcal e capitalista, vejo claramente que nenhum ser humano gostaria de estar vivo sob circunstâncias complexas e dolorosas que corroem sua existência das formas mais negativas possíveis. Não fosse o bastante, sejamos nós frutos de abusos ou não, cerca de 5,5 milhões de pessoas somente em

2023 aqui no Brasil são obrigadas a conviver com a realidade cruel de que homens responsáveis por sua existência dolorosa e negligenciada estão por aí, vivendo suas vidas, usufruindo de todas as suas regalias patriarcais, livres e independentes de quaisquer responsabilidades, sem constar sua assinatura nas certidões, deixando desamparados seres muitas vezes sem possibilidade de salvar-se.

Essas falhas sistêmicas são uma afronta à dignidade humana e exigem uma resposta urgente e abrangente por parte da sociedade e das autoridades competentes. Devemos lutar incansavelmente por uma mudança real e significativa que garanta justiça às mulheres, apoio e proteção às existências vulneráveis disfuncionais que são as sequelas do sistema falho e cruel patriarcal em nossa sociedade.

Restou-me apenas uma jornada de autotransformação e autossalvação, árdua e solitária. Enfrentando minhas dores mais profundas, desdobrando-as em uma existência composta de não existências, e com uma tarefa monumental que demanda uma coragem inabalável, a qual ainda não sei se possuo.

Nesse caminho de reconstrução emocional, estou assumindo o papel de salvadora de mim mesma. É um ato de autocompaixão e autoamor extraordinário, em que cada passo dado em direção à cura é uma vitória sobre as sombras do passado.

Mas afirmo com toda a certeza do meu ser: a existência perde seu valor se, em vez de desfrutá-la, somos forçados a perdê-la numa luta incessante, onde a dor supera qualquer sentimento benéfico como o amor.

Não basta nascer, se o direito não é de nascer e sim de sofrer.

A vida deve ser mais do que uma batalha contínua por sobrevivência; deve ser um lugar onde o amor e a realização têm espaço para florescer. Se o caminho está repleto de mais sofrimento do que esperança, mais lutas do que momentos de paz, então a essência da vida se desvanece, tornando-se uma prova amarga.

CAPÍTULO 1

A COMPREENSÃO

Por muito tempo, mesmo nos considerando conscientes, somos irracionais. Irracionais por não vivermos dentro de nossos próprios corpos, por não respirarmos o ser da nossa própria existência. Hoje, onde você se esconde? Em qual dor, em qual trauma você permanece? É fácil permanecer nos outros, em todos aqueles que passam pela trama da nossa vida, menos na veste da nossa própria existência. O que nos foi negado: os pais, os amores, os amigos...

Existência essa totalmente desconhecida, aquela que dá medo, que é estranha. Perceba o quanto nós mesmos evitamos ficar a sós com esse íntimo desconhecido cheio dos mais embaralhados nós. É isso, quantas vezes passamos despercebidos da nossa própria companhia, da nossa presença.

Não basta estar atento a tudo ao seu redor, à criança que brinca, ao som do café na cafeteira, àquela conversa no trabalho. Entre tudo isso: você existe ou só vive? Presume-se que as duas coisas estão tão implícitas que não há resposta para tal pergunta.

Quando, na verdade, quem existe não apenas vive. Quem existe se reconhece, se observa, se escuta.

Quem vive, apenas vive, vive dentro das responsabilidades sociais impostas. Dentro do papel que lhe foi herdado um título "institucional", "familiar", "social". Vive em busca de quê? A próxima promoção no trabalho? A próxima reforma da casa? O próximo sapato? Ou aquela festa à qual espera ansiosamente ir. Sim, aquela festa que, no fundo, você nem queria estar. Aquele papel de mãe que não tem hora para acabar, aquele título de relacionamento preso no que devemos cumprir para com as expectativas alheias.

Coisas as quais estão sempre presentes na vida fora da existência.

É como nascer e destinar-se a ser tudo o que, no fundo, não se é, mas em que, se seguirmos a cartilha corretamente, estaremos inseridos. Inseridos no vazio, mas não o vazio maravilhoso da existência e das respostas.

Digo isso porque no vazio também se escondem as mais importantes descobertas. Este ao qual me refiro seria a inserção obrigatória no vazio de nada fazer sentido, mesmo aquilo que supostamente você parecia querer tanto.

Pode parecer clichê começar pelo óbvio de nossos papéis sociais e o quanto dentro deles nós morremos. Essa versão meramente desconhecida da vida é tudo que não queremos enxergar, porque dói, dói passar pela vida e não a sentir dentro de si. Penso que nos últimos momentos da nossa existência, esta dor se torna ainda maior que a nossa capacidade de imaginá-la. Uma versão que buscamos desde o momento em que nascemos, mas que não sabemos por onde começar a procurá-la.

Nossa anulação é tão grande que este ser refletido no espelho não é quem diz ser. Com certeza, dele temos muito pouco. Não estou aqui sugerindo que voltemos às nossas raízes primitivas. Porque o inconsciente está além, e mais, mais que nosso ser selvagem, que nossos gatilhos e nossos gritos. Estou falando sobre uma busca que não sabemos nem mesmo que exista dentro das nossas tão frágeis vidas.

Ela tem espasmos em respostas quando desfrutamos do mínimo encontro com as nossas reais e profundas necessidades ou prazeres, aquela sensação de olhar para o mar e sentir a brisa bater sobre o rosto. Ou aquela sensação de satisfazer o seu próprio instinto sexual.

Isso por si só talvez seja julgado como primitivo e de certa forma o é. Porém, são maneiras pelas quais compreendi que existiam "furos" nessa realidade superficial que dariam acesso e que nos trariam em vida para outra consciência.

Um resgate dessa realidade falha, cruel, que nos moldou nesse padrão de ser tão medíocre. Seres que não sabem o que querem, nem o que são, ainda menos o que sentem.

Assim como esses pequenos furos para a tal dimensão da própria realidade, há também o que vou chamar de lapsos de despertar. Estes não são aprofundar-se no prazer, mas quando os gritos do nosso inconsciente são tão fortes a ponto de nos despertarem. São aqueles que nós chamamos de emoções, de ações do "coração". Sim, porque é impossível falar do ser e não "romantizá-lo" conforme nos foi imposto. Estes são lapsos atemporais de razão que nos movem conforme nossas emoções nos causam.

Que pena que até isso seja tão líquido quanto o amor descrito por Bauman. Essa compreensão passa por pontos de total destruição do que temos como alicerce seguro das nossas vidas. Como as marretadas do martelo de Nietzsche, quem consegue ouvir o que o Ser busca com o desenrolar de uma vida pautada em ideais de tais verdades e respostas? É impossível não ultrapassar esses efêmeros aspectos dolorosos, ou sem eles nada poderíamos construir de novo.

Voltamos aos pontos mais palpáveis desta nossa jornada individual, que ao se tornar escrita passa a ser coletiva, rumo a trilhar algo que nem mesmo sabemos descrever. Eu li em algum lugar que Jung descreve como *Self*, mas minha compreensão está centrada apenas nessa intensa procura que hora me parece "nossa", como se em mim houvesse inúmeras, ou porque não cabe na palavra "Eu" a infinitude de existências desperdiçadas por esta mesma construção. Se sou Eu, como pode ser nosso?

Explico que cabe a cada ser, ainda que único, possuir o dom de também ser coletivo. Porque nossa consciência coletiva é deveras importante na nossa busca.

Dessa ambiguidade nasce a compreensão de estarmos todos compondo o mesmo universo e assim sermos partes uns dos outros. E somos, ou fomos, o outro em algum momento ou algum aspecto.

São tantas as formas pelas quais nosso consciente viaja, difundido com a realidade inventada por essa falta de sentido, que não é incomum perceber que os seus pensamentos, por vários momentos, embaralham-se comandados automaticamente, como se fôssemos meros robôs. Somos premiados mentalmente como protagonistas, mas na verdade nós executamos o que nos foi implantado. Basta ser um telespectador das nossas próprias ações, para perceber o quão repetitivas e padronizadas são elas.

Procuramos inconscientemente em todos os lugares e aspectos os motivos que façam com que os pequenos, momentâneos e raros lapsos perdurem, nem que seja por segundos, assim encontrando um sentido por mínimos momentos. Também é interessante perceber que esse desejo inconsciente faz com que até no próprio sofrimento encontremos o mínimo dessa verdadeira face. Falo isso porque é perceptível quantos de nós provocamos a dor apenas para entrar em contato com esse elo perdido que nos traz tanto sentido.

Baseio essa afirmação no meu próprio olhar. Para localizar a dor, por muitas vezes, foi preciso me colocar no lugar de sofrimento extremo, me sabotando e deixando que minhas próprias escolhas me pusessem refém, me negando ao máximo esta presença ou me permitindo o mínimo de felicidade real. Cito essa felicidade como o bem-estar, porque hoje para mim é isso que ela significa. Quando presenciamos o bem-estar real do nosso equilíbrio, bem como os aspectos da nossa psique em junção com todos os cuidados com o organismo que rege este Ser. Sim este que empresta a vida à nossa existência. Desfrutamos de um bem-estar, que, claro, com a impermanência da vida, não é fixo, mas é possível cultivá-lo na maior parte do tempo.

Não posso esquecer da dor que aparentemente não é experimentada pelas consequências das nossas escolhas. Um exemplo disso é a dor que grita em silêncio. Ela estoura nos sintomas mais efêmeros do dia a dia, como algo que deu errado no trabalho, o prato que derrubou no chão sem querer, o gato que fez xixi fora da caixa de areia, a roupa que ia usar e percebeu que estava manchada... Não importa o fator predominante, o resultado será sempre uma explosão extrema de sentimentos negativos que arruínam seu dia ou roubam algumas de suas horas mais importantes.

Essa forma de fuga também são lapsos atemporais do que deveríamos procurar e encontra-se perdido. São sintomas de um Ser que está em perigo, um ser que grita e externa uma dor que rasga em xingamentos, tapas na mesa e profunda angústia e aflição. Quando buscamos o motivo real de tais atitudes, nos deparamos com uma vergonha imensa que a razão não é suficiente para explicar. Coisas banais e até mesmo bobas nos tornam verdadeiros monstros.

Como a razão seria capaz de explicar tamanho desequilíbrio por mínimos motivos aparentes?

Dessa conclusão, nasceu em mim uma pista que me levou a uma árdua investigação pessoal, considerando todos esses fatores que sempre fizeram parte da sociedade, como no caso de inúmeras famílias, inclusive a minha, que possuíam dez ou mais filhos em uma época em que até os métodos anticoncepcionais eram condenados pelo cristianismo. Quem de nós não conhece ou faz parte de uma dessas famílias? É impossível não chegar a uma conclusão: quantos de nós não experimentamos essa negação de demanda enquanto recém-nascidos e bebês? Filhos, muitas vezes, de mulheres que davam à luz todos os anos, enfrentando a exaustão imposta ao nosso gênero, sendo cuidadoras, desgastando sua saúde mental com os inúmeros afazeres domésticos, o peso psicológico de cuidar de uma demanda interminável de crianças, servir ao marido e atender a todas as expectativas sociais impostas.

Aquela velha história que todos nós conhecemos da escravidão imposta às mulheres por este modelo social que acompanhamos na vida sofrida de nossas genitoras em diferentes gerações. Qual mulher e quantas delas com saúde mental para fornecer ao novo ser total base psicológica? Dentre essas e outras gerações, assim como eu, muitos de nós somos resultados dos mais diversos fardos da vida de outros de nós. Violência, sexo por obrigação conjugal, subserviência e inúmeros outros motivos.

Mas para não tornar a vida e obra tão sombria, vou citar aqueles resultados da vivência existencial plena por prazer e potência de vida. Sim, porque mesmo não se tratando da maioria, existe esse fruto da beleza da existência, que foi concebido em um momento de grande êxtase e continuou a existir por escolha, muitas vezes guiado por corpos que superaram seus traumas e dores, encontrando realização e plenitude nessa função por meio do prazer e do amor.

Essas exceções quase que utópicas são vivenciadas por pessoas que não abrem mão do seu bem-estar existencial e que já trilharam todos os caminhos mais sombrios de seus fardos emocionais.

A partir da minha própria jornada, percebi que a busca e a luta pela sobrevivência se tornam infinitamente maiores para quem possui esse histórico negativo como princípio da existência. Afinal, como buscar por algo que jamais nos foi dado? Além disso, nas mais profundas viagens à parte sombria do inconsciente, depara-se com algo aterrorizante; nada descreveria melhor que um poço sem fundo, no qual você busca a queda para que tenha um final, mas continua descendo, angústia e aflição abaixo. Talvez porque essa demanda não atendida esteja em um lugar inacessível e já não se sabe se ela é sua ou se você é ela. Não há como entendê-la porque essa aflição não passa pelo consciente; ela atravessa um ser por inteiro.

Nesse momento, recorremos ao choro, que talvez seja a expressão mais real e jamais esquecida. O choro desse momento paralisa a consciência e qualquer outro sentido, dói o estômago e rasga a voz de uma maneira individual e única. Durante essas crises, eu me contorcia inconscientemente em posição fetal; já presenciei dores em que o ser se agarra ao chão e outras em que o corpo fica imóvel, rígido como pedra, enquanto a alma se esvai.

Não há dúvida de que a dor é interna e externa, ao ponto de conseguirmos reconhecê-la ao nos depararmos com ela ou com alguém a vivenciando. O mais próximo disso é ouvir os gritos ensurdecedores de choro de um bebê quando sua demanda não é atendida. Além do semblante roxo, a criança rasga ao som específico de uma dor visceral que sempre quer dizer alguma coisa. Alguns de nós somos levados de volta a essa dor quando nos deparamos com algo além da nossa compreensão, geralmente conflitos de sofrimentos psicoafetivos, não importando qual o teor da relação. A exemplo disso, deixo aqui meu relato que ela já me acometeu em diversas circunstâncias, desde discussões com familiares até términos de relações amorosas, da infância à vida adulta, mas principalmente quando o Ser já busca compreensão de si próprio por algum meio.

O MOTIVO SEM RAZÃO

Viemos de uma cultura na qual se priorizar foi definido como egoísmo, na qual fomos doutrinados a sermos reduzidos. Mas isso não seria a total causa de grandes estragos, e sim a parcial desse fator limitante para cada ser. Não sei se de fato hoje procuramos apenas por ser atendidos nesta demanda afetiva, a qual chamamos de amor, o mesmo sendo extremamente difícil de ser sintetizado. Não falo também do ser da soma, a soma do resultado traumático de todos os fatores que possam ser negativos na vida de alguém.

Eu vislumbro a matéria-prima principal da qual foi feita a sua "alvenaria" interna. Certeza só temos que para essa construção foi preciso toneladas de arquétipos que utilizamos até hoje. Essas paredes que nos sustentam nos fazem não saber pronunciar a palavra "não", porque esse não no seu inconsciente o coloca ainda mais indigno, menos merecedor, ele confirma a sua insignificância. Então o ser passa a ser refém do Sim, é mais um sim que te fere, é mais um sim que te prejudica, é mais um sim que te silencia.

Nesse processo de afundar-nos em toda essa invisibilidade, o ser está por hora indolor, porque quem não existe nada sente. E ele apenas vive, não existe. Não há diretamente agora um algoz, só há seu processo infinito de não presença, o que gera a repetição automática desse padrão que não tem nenhuma hierarquia em relação a todos a sua volta.

Mesmo sem definir como algozes, há aqueles que são conscientes da nossa condição e se beneficiam com ela, mas ainda assim diria que estes também são reféns, mesmo que de maneira diferente, reféns das suas próprias construções. E é nesse mar de gatilhos psicossomáticos que ano após ano vamos vivendo e afundando-nos cada dia mais.

    Estar fora de si também nos faz muitas vezes sentir superiores, chega a ser confortante e assim nos tornamos medíocres porque fazemos disso uma verdade absoluta, tendo como companheira a incapacidade da dúvida. Quando não se tem dúvidas, nada é possível acrescer. Como todo ser que não existe, este assunto também se torna inexistente. Pois se ele não se vê, não há porque ter dúvidas. Tentar encaixar-se ou até mesmo se autorrenegar são maneiras que por muito tempo alguns de nós fazemos de traços de personalidade. Somente assim é possível enxergar tais ações de maneira nobre, sem que os outros ou nós mesmos sejamos colocados em um lugar de opressor.

    Mas eis a pergunta: de onde vem este tal traço de personalidade? Esse padrão de comportamento quer dizer-nos alguma coisa. Essas nossas vestes são reflexos intensos de como é viver sem se reconhecer. Muitas das pessoas, espaços e tempos do seu convívio da infância até a sua vida adulta "montaram" essa pseudopessoa que você chama de "Eu" nas suas afirmações. Eu quero, eu sou, eu vou, eu posso. Essa fantasia te faz esquecer de se questionar, se autoavaliar, se perguntar para além do que se vê. Seu ser indefeso foi invadido por opiniões, imposições que não havia como serem refutadas, pois até então sua construção não possuía base alguma para resistir. Pois onde não há chuva, não há solo fértil.

    Alguns estudos defendem que os principais desenvolvimentos de um recém-nascido advêm do contato maior com o seu cuidador, onde o recebimento atendido das suas demandas psíquicas e orgânicas irá reger sua organização psicológica. Essa vivência contínua reforça esse desenvolvimento, assim como a privação dela pode gerar danos ao desenvolvimento psicoafetivo de um ser.

Partindo desse princípio e reconhecendo a sociedade em que vivemos, com suas dificuldades sociais enfrentadas por grande parte da população e um sistema machista e normativo, é importante destacar o impacto de diversos fatores, como o desconhecimento sobre a maternidade, a fantasia e romantização em torno dela, a falta de educação sobre gravidez e sexualidade, a criminalização do aborto e, por fim, as muitas violências sexuais sofridas por nós, mulheres.

Na contrapartida de tudo que falamos está esta afirmação: "Você já foi uma tábula rasa". Essa frase por muitos é interpretada como certeza, para mim ganha algum sentido quando enxergo que existe algo para sempre, um fio que compõe ligação com esse "nada" de onde nós viemos.

É como se fantasiar ou criar um personagem para seu próprio eu, é muito mais que se sabotar. Você já se perguntou por qual motivo prioriza tudo ao seu redor? Nós somos ensinados desde cedo a viver longe de nós mesmos. Quando sua avó colocava primeiro o prato do seu avô, mesmo com fome, mesmo sendo ela a ter preparado a comida, sempre sendo a última a alimentar-se, tendo que servir ao marido, os filhos homens. Quando te colocam no final da fila para te mostrar que é preciso "priorizar o próximo", quando te silenciam e fazem questão de reforçar sua total insignificância, ou até mesmo quando colocam a visão cristã da compaixão.

Isso é uma realidade crucial em nossa cultura cristã, patriarcal e obscura que permeia desde os assuntos mais complexos, como o papel da mulher na sociedade, quando te classificam por gênero ou raça, a maternidade compulsória, seu lugar na pirâmide econômica social e tantos outros fatores aos quais fomos submetidos pela construção capitalista e patriarcal da nossa sociedade. Mas não vamos entrar nesse mérito que é tão extenso e profundo, levanto apenas essas questões para que saibamos que todas elas estão inclusas nesta construção da qual nos tornamos vítimas e reféns. Voltemos então ao nosso propósito inicial.

De maneira indireta ou direta, nós continuamos esperando no final da fila. Eu me refiro à total invisibilidade a que um ser pode ser conduzido. Todas essas descrições não falam sobre uma generalidade, elas falam sobre muitos, a grande maioria, mas com suas devidas exceções. Sabemos que é preciso trilhar um caminho para conhecê-lo profundamente. Esse caminho é sobre aqueles que, assim como eu, são conhecedores da dor, mas não se fazem conscientes por vários limites.

Como já alertei anteriormente, nem a todo leitor cabe essa realidade e até mesmo essa experiência, porque, como já sabemos, toda história e fisiologia humana são únicas. Portanto, cada descoberta é de extrema particularidade, inclusive do caminho o qual percorrer para encontrar-se.

Um tijolo colocado com imperfeição na construção é capaz de comprometer toda uma obra. Mas ao ver a construção pronta, como descobrir qual tijolo possui falha? É por este começo do fim que o incômodo aparece.

CAPÍTULO 2

O SER CATEGÓRICO

Do inexato ao indiscutível, o ser segue sem sentir-se, porém, muito bem, obrigado! A certeza é tanta de que a vida está sendo completa que nos tornamos categóricos em afirmar nossa pseudofelicidade. Essa fantasia acaba por fortalecer ainda mais a ilusão coletiva de que essa sensação é possível, o que para alguns é a causa de mais sofrimento.

É quando o ser cheio de si se reafirma a cada detalhe, expondo-se como um quadro a ser admirado. Ainda que no seu inconsciente mais extremo exista a frustração tamanha e a cobrança por encontrar o porquê de o sentimento não ser real.

Nesse teatro constante, estamos uns procurando nos outros a resposta da nossa própria frustração. Passamos a nos alimentar desse olhar. E dessa forma seguimos não vivendo... Por dentro deste total descaso com nosso verdadeiro ser, vamos criando uma personalidade extremamente perigosa e autodestrutiva para nossa genuinidade.

Isso se expõe de maneira involuntária nas relações de trabalho, no convívio com as pessoas e até mesmo com os objetos. Quem nunca explodiu, gritou, xingou? Por conta de esses escapes serem considerados normais, eles sempre resultam nas mais diversas justificativas.

Há sempre um estresse, algo que deu errado, ou alguém que nos provocou, ou até mesmo uma dose a mais de serotonina. Mas jamais nos colocamos em dúvida de que nossa condição é geradora da causa deste desequilíbrio vagarosamente crescente. Digamos que o nosso ser orgânico e material não passe por todo esse descontrole emocional ileso. Como já fora tanto na ciência discutido, o nosso real estado psicológico influencia continuamente no bem-estar e na saúde. Como se não bastasse, eu ousaria dizer que esses desequilíbrios também são gritos internos do nosso ser aprisionado em toda carcaça social que criamos e reforçamos diariamente.

Começo agora a trazer significado para o anteriormente dito por meio de um relato profundo da minha existência. Daqui só posso descrever o que tenho como conhecimento real ou compreensão de todos os fatores que ainda desbravo, os fenômenos participantes desta resultante busca. Todo humano se inicia em uma fecundação. Isso é um fator genético e material e, com essa realidade aparente, nada temos a constatar além de sermos observadores do corpo predominante para que essa fecundação prossiga. Ou seja, falo agora dos genitores, mais precisamente da genitora, considerando que a evolução natural do embrião a formar-se humano se dá através dela.

A fecundação do meu ser em particular tornou-se possível através de uma jovem de 17 anos vítima de abuso e com um histórico familiar determinantemente doloroso. Ainda assim, na construção social estabelecida, a sociedade em si teria por obrigação romantizar a situação, colorindo-a com a utópica lenda do amor materno. Claro que o começo sem fim da invisibilidade do ser tem origem longínqua, costumo dizer que uma pseudovida está sendo sacrificada por outra pseudovida. Como disse anteriormente, a tudo se dá o benefício da dúvida, até mesmo às razões pelas quais escrevo.

Uma fecundação fundamentada na violência e na total inconsciência de quem a vivencia. A mãe por pouca presença em si e a criança por incapacidade limitante de existência, de sinapses neurais. Enquanto não há consciência moldada, aquele pequeno ser respira as verdadeiras emoções, o choro por algum incômodo real à existência sendo vivenciada, eu presumo, no mais profundo vazio. O vazio da comunhão com o universo em si, com o sentir-se vivo. Neste caso, defendo, no entanto, a minha sóbria vontade de que, no primeiro momento de vida, tenha experimentado tais emoções. Cabe a mim, assim como a qualquer outro, querer crer em alguma coisa. Kant diz que o homem não é nada além daquilo que a educação faz dele. Eu quero crer que, neste momento inato (que é natural, congênito, ou seja, que nasce com o indivíduo), somos tudo, onde a real existência se fez presente por um determinado e pouco tempo. Que ilusão mais reconfortante imaginar que de algum modo, na trajetória que iremos construir com alicerces e dores, possamos voltar como quem pega um elevador para esse estado emocional inato, que acredito ser em mim a minha veste existencial mais pura. Para mim, isso nada menos seria do que um nirvana, embora a meditação tenha me trazido alguns estados de conforto, ainda não posso afirmar que tal estado possa vir a tornar-se real em mim, algo que também quero crer, como quem cria um desenho bonito em uma folha de papel riscada.

Voltando ao ponto de partida chamado fecundação, sempre me coloquei a pensar quais fatores genéticos teriam sido predominantes para essa minha construção. Embora não tenhamos esta resposta, em algum momento há de se reconhecer alguns deles como traços herdados, porém não absolutos.

Desde esse momento em diante, as memórias da infância me vêm como lembranças de um filme; elas não me trazem sentimentos como é de costume esperar que seja. Porque ao olhar para essa criança, me deparo com outra pessoa; talvez isso seja a referência de quem não sentia, não se reconhecia, não estava presente.

Como falar de si quando essa autoimagem não passa de uma projeção superficial? Jamais conseguiríamos descrever tão bem o outro, seus desejos e suas limitações. Eis a questão, notoriamente descrita: desde cedo, é possível que não tenha havido, por um mínimo momento, um reencontro e, partindo dele, um reconhecimento local; talvez uma das justificativas para tais fatos é que, a esta altura da vida, o mundo já tenha sugado toda a sua verdade. As frustrações e cobranças sociais são perversas e muitas vezes já conseguiram imergir em cada célula. Ainda mais quando só existe uma janela para onde estender o olhar. Se por todo lado tudo colabora com essa paisagem e de nenhum modo há outro fator relevante, de que maneira poderíamos despertar?

    Talvez não haja um caminho para o despertar, assim como talvez, só talvez, esse caminho seja a dor, tão grande dor que ou desperta ou destrói.

A BUSCA NÃO GUIADA

A essa altura você já está consciente de que existe uma procura psíquica que sai do campo do inconsciente e se manifesta por vezes nas suas decisões e ela te arrasta existência afora, vez para o sofrimento, vez para as guerras e embates traçados na sua sala de reunião mais íntima, e em outros momentos até te proporciona uma sensação forjada de felicidade.

Acabamos, em algum momento, sentados para expor a incoerência das coisas que nos foram passadas. Dentre inúmeras dessas "reuniões" surgiu a minha primeira bússola, esta chamada de FÉ, RELIGIÃO, DEUS. Para que você compartilhe do entendimento de como cheguei a tal questionamento é importante que te faça me ouvir sobre a herança à qual fui submetida dentro desse contexto.

E isso é assunto que somente por foro particular é capaz de ser descrito. Na cidade de interior, bem pequena, na qual fui criada, a religiosidade cristã é servida à mesa desde os primeiros "gagaus" da criança. Ela está entranhada nas paredes da casa e também é uma sombra que acompanha cada um. Ela, por que não dizer, funciona como um "inconsciente coletivo", porque faz parte essencial do imaginário de todos, quanto mais fanático, mais santo, mais respeitado, mais popular e não diferente dos outros aspectos da sociedade rapidamente se transforma em uma tendência julgada positiva e se torna objeto de desejo da maioria.

Como a maioria das cidades pequenas do interior, o grande destaque arquitetônico é a Igreja, algumas heranças da colonização, outras foram construídas com um forte objetivo. Impor pelo seu tamanho a ideia de que ali comanda um "rei" a quem todos devem submissão. Como todo reinado, é preciso um escalão de súditos abaixo dele e assim são as capelas de cada bairro, que ficam na posição de reforçar a lembrança dessa obediência e submissão.

A religiosidade desse lugar não é algo totalmente centrado nas escrituras, porque é perceptível que a maioria das pessoas não possui capacidade interpretativa para compreendê-las, então elas acabam sendo simplificadas de maneira abstrata como o que é moral e ético para a maioria que pouco se mistura com a educação que veio herdada dos antepassados, estão mais próximas às normas patriarcais e capitalistas adotadas pela sociedade cristã, acredito eu que desde os primórdios da colonização.

Como nós sabemos, o cristianismo tem suas inúmeras maneiras de enraizar-se nas profundezas mais submersas da nossa existência. Vamos lembrar que a função dele em uma cidadela interiorana também é a de socializar, a de fornecer (embora isso pareça difícil) lazer, pertencimento (que é parte fundamental da saúde mental) aos jovens, aceitação e submissão aos pobres, além de servir como uma vitrine de ascensão social para os indivíduos se sentirem menos vazios.

É interessante perceber que, sem acesso ou sequer saber da importância da saúde mental, essa religiosidade trazida nos encontros e círculos de orações também exerce função crucial que é, nem que seja mínima, um momento de intimidade consigo, seguida de uma projeção de que todo amor que lhe falta é preenchido pelo amor imaginário de um Deus. Assim como é incentivada a visitação aos estados dolorosos da vida, prometendo as mais diversas formas de consolo, cura, esperança e, em alguns casos, desconstrução de qualquer genuinidade manifesta e entendida como fora da moralidade cristã.

Por essa ótica e sem nenhuma condição ou condução de busca por conhecimento externo, a verdade se torna absoluta e logo esse "DEUS" se torna o centro das suas escolhas. Assim como os dizeres cristãos grudaram no seu vocabulário, eles também estão presentes no seu subconsciente como uma segunda voz, da sua avó, dos seus pais, do padre e da cidade inteira repetindo o que é pecado, o que é prudente, o que é adequado, como é e como deve ser. Isso me traz de volta à história já contada aqui, da menina de 17 anos que, após dar à luz a criança em situação de total vulnerabilidade social, é convencida pela irmã a levar o seu bebê para a mãe, que mora no interior, criá-la. Com uma única condição: chegar nessa cidade de madrugada e ir embora antes de raiar o dia, para que não causasse assim um falatório e ninguém a visse sendo abandonada.

Fico agora a imaginar como uma criança surge rapidamente no meio de uma família pobre sem que isso seja questionado. Bom, mesmo que seja, não sei ao certo qual justificativa teriam dado a esse feito.

Enfim, voltamos à sociedade da época, sem nenhuma outra perspectiva de lazer, arte ou conhecimento. A criança é batizada e faz parte de todo um ritual de reforço desses dogmas. A adolescente faz sua primeira eucaristia, o jovem faz seu passeio em um encontro vigiado por Cristo e, após algum tempo, a Crisma (outro ritual cristão) para continuar sendo lembrado e reforçado a cada período. Não acaba por aí, pois, para "dar sentido à vida" após o predestinado casamento, o bom casal volta ao encontro religioso com Cristo. Pois não lhe é permitido em momento algum afastamento dos rituais de implantação contínua da religiosidade. A menos que não queira ser aceito na alta cúpula do hall social da quermesse da cidade.

Onde Dona Maria se prepara para levar o prato mais apetitoso, pois o padreco da cidade irá elogiá-la no microfone. As moças estarão com sua melhor roupa para mostrar-se aos rapazes de melhor partido.

Isso não é século passado, é a vivência desses lugares ainda hoje em torno da pracinha. Assim, a educação arcaica continua com os filhos e retorna neste círculo e assim por diante. Todo esse trajeto é colocado como felicidade. Toda essa superficialidade é, de alguma forma, ceifadora de individualidade e busca por autoconhecimento, nos tornando iguais, sem profundidade ou conhecimento filosófico e sem questionarmos a veracidade e procedência desse padrão comportamental.

Em toda essa busca da formulação perfeita para o "sucesso", muitas coisas acabam por perder a sua real importância. Somos ensinados a ser, mas nenhum desses aspectos exige que saibamos quem somos realmente. Recebemos um tutorial sobre o que vestir, o que gostar, tal como na Antiguidade, porém de forma disfarçada. Em vários momentos, surgem inúmeros questionamentos, pois a mente logo nos alerta sobre a incoerência de tantos fatos. No entanto, esses questionamentos são suprimidos pelo alto preço da ignorância e são combatidos com palavras depreciativas e pressão, alguns punem qualquer expressão genuína com agressividade, deixando-nos distantes de qualquer perspectiva de autoconhecimento.

Cada indivíduo possui suas particularidades, as quais gosto de pensar que são o significado de sua singularidade, mas somos extremamente punidos quando a menor parte genuína de nosso ser não é compatível com o que foi imposto ao nosso redor. É assim que vamos destruindo quem realmente somos, nossa singularidade e particularidade. Essa premissa se estende desde a sexualidade até o próprio estereótipo arquetípico.

Uma forma de oprimir a sexualidade é fazer esse ser que tudo vê e tudo sabe, onipresente e onipotente, invadir a privacidade, a intimidade, e impedir qualquer chance mínima de autoconhecimento sexual, como sentir ou explorar seu próprio corpo.

A solidão e a intimidade são pontos-chave para as descobertas mais importantes e significativas que influenciarão nossas escolhas.

Outro método habilmente instituído pelo pacto do cristianismo-patriarcado é a introdução precoce da maternidade e da feminilidade. Para ser considerada uma menina "normal", é esperado que se goste de cuidar de crianças, de brincar com bonecas, de usar unhas postiças, maquiagem, saltos altos, e a lista continua desde a aplicação de química nos cabelos (quanto mais cedo, melhor), a depilação extrema de todo o corpo até a pintura das unhas dos pés.

Chega um momento em que devemos mostrar que aprendemos, que aceitamos o que não somos, e que nos tornamos mais um produto da linha de montagem da sociedade cristã obediente, capitalista, frustrada e vazia que nos moldou.

O CONFRONTO E A ACEITAÇÃO

Começo aqui o auge da mente que pula de um lado para o outro com uma inquietação profunda, gerando um compilado sem hierarquia das mais complexas sensações.

Mas ainda não sei quem sou? Era só isso? Nossa, isso é diferente. Já posso sair à noite como minha irmã. Não sinto nada. A hóstia tem gosto de papel, não me sinto diferente. Será que vão gostar da minha roupa? Minha mãe disse que essa cor tá boa. Avisa para o meu pai que depois da missa eu vou na pastelaria. Tem festa da padroeira hoje, eu ainda queria ir à roda-gigante. A melhor parte é comer pizza. A filha do prefeito estava lá, você viu a roupa dela? Acho que o filho de Seu João é estranho.

Para as mentes desordeiras, apesar dessa gama comum de interesse, há sempre um ar de: e daí? Onde minha história se encaixa nisso tudo? Pensar diferente do que é violentamente imposto chega literalmente a sangrar, porque essa revolução interna resulta em culpa e punições diárias, noites sem dormir, busca incansável pelas respostas que não foram satisfatórias.

Dessa culpa e do sentimento de mal-estar por não acreditar ou não conseguir vivenciar a experiência descrita pelo raciocínio comum, surge uma busca não guiada, que ganha novas nuances a cada descoberta. A minha, no entanto, tinha períodos de extrema empolgação e logo se transformava na pior das decepções.

É uma luta psíquica sobre sobreviver antes de ser engolido pela pressão social que vai te colocar literalmente em maus lençóis, ou encontrar pelo caminho um paliativo que, a longo prazo, vai ruminar na sua destruição de alguma forma. Seja invalidando sua existência por viver com uma roupa que não lhe cabe, seja se afogando nas mais diversas formas de consequências a que fomos submetidos no processo.

Paralelamente a isso, é preciso lidar com aquelas dores dilacerantes causadas pelas feridas do ser, sejam elas do subconsciente da sua formação, sejam aquelas causadas pelo resultado desastroso da existência daqueles que estão a nossa volta. Sim, porque a sociologia cita que o ser é produto do meio, claramente somos as feridas de nossos cuidadores, de nossas companhias diárias, de quem convivemos e nos cercamos, e nos tornamos depósito de suas frustrações, malefícios ou bondades. Sobre isso, trataremos depois de quantos gatilhos nos suscitam esses fatos.

Quando, aos poucos, se esgotam todas as possibilidades, você já passou pela compreensão de como foi cozido tudo o que lhe foi colocado à mesa. A reflexão ultrapassa o assunto da religiosidade, política e sociedade, agora para a pergunta direta e única do seu consciente mais elevado: o que fazer com isso?

Enfim, após o afastamento direto do contato com essa bolha de vivências tão castradoras, uma lente grande angular passa a ser aberta nas suas vistas, você consegue ver com nitidez cada detalhe. Novas perguntas começam a fazer sentido e tomam novas dimensões como em todo o processo, mas agora, com a expansão da consciência, elas se tornam mais tangíveis.

O que foi feito nesse processo doloroso que se estendeu por anos de busca? Um verdadeiro entra e sai de perguntas e respostas sobre os mais variados temas, além de pesquisas com todos os requisitos audiovisuais possíveis para ampliar o conhecimento. Desde então, foi perceptível que quebrar e ruir cada uma das minhas pseudoconvicções era imensamente necessário para que eu descobrisse o que havia após o tecido escamoso que separava as realidades possíveis.

Um compilado de emoções que começava com a frase "outra vez não é isso" e logo depois um "que bom que não é isso". Só assim pude passar a compreender em parte a sintonia do meu pensar e agir.

Quando trazemos isso para a realidade da nossa vida, é repensada principalmente a relação com os mais próximos e o que de fato isso significa. Fomos divididos em instituições e hierarquia, as quais não foram feitas por contrato, mas respeitamos como leis invisíveis, sem questionar o que muitas vezes nos oprime.

Esses questionamentos me consumiam e, de alguma forma, me nutriam. Era como ver uma estrada e não saber aonde poderia chegar se a seguisse. Além da dor, havia apenas uma esperança que estava lá, apenas estava lá. Existia uma forte necessidade de desmonte, que pulsava intensamente. Contudo, você chega a um capítulo em que o envolvimento de toda busca resulta em um novo passo: o da desconstrução. Mas, ainda assim, há uma casca pesada montada sobre algo, impedindo o caminhar. Algo que possui dentro de si um núcleo, algo me diz que, ao ser retirada, a casca é quebrada, e esse núcleo danificado, de alguma forma, machucado, que ele sofrerá rupturas, e que podem ser irreversíveis.

A partir daí, nasce um pacto de trabalho a ser feito. Como citado anteriormente, era um contrato sem papel, mas dessa vez ambas as partes se beneficiariam, eram dois seres em um só, o que foi construído e o que queria sair. É perceber-se com uma vontade genuína pela primeira vez, vontade de despir-se do medo de falar, de se permitir sentir coerência no próprio corpo, de enfim ser. A isso dei o nome de "Percepção do Querer". Só assim percebi que, dentre essa imensa trama da existência, também existia um ser escondido que queria algo.

    Mas esse algo agora é apenas o consciente dessa percepção e, por ora, vai responder como um mapa, mostrando o caminho das pedras.

A PERCEPÇÃO DO QUERER

Há uma percepção que só é racionalizada quando nos deparamos, mesmo sem querer, com algo que genuinamente nos faz bem. Algo que nosso ser não só identifica, mas nos acolhe por inteiro, preenche algum aspecto do nosso Ser a ponto de sentirmos que aquilo já fazia parte de nossa vida mesmo antes de estar ali. Assim, racionalizamos que esse sentimento de pertencimento é real e possível, e pode ser presente de alguma forma.

Se é possível e agora temos consciência do que é, por que não fazê-lo diário e buscá-lo para definir cada escolha nossa? Mas, como tudo que parece simples, depende do ponto de vista de quem intitula. A grande dificuldade se esconde em "peneirar", no sentido da palavra, o que é seu e o que é construção do outro. O outro, nesse aspecto, é tudo; tudo que não é você é o outro, mas por vezes está dominando seu campo existencial. Ouvi algumas vezes que saber o que não se quer já é um bom começo para descobrir o que se quer. Essas palavras nunca soaram mais verdadeiras dentro deste contexto.

Percebemos agora que queremos algo, ou não queremos algo, e isso passa a ser pulsante, porque agora existe a percepção clara desse fator, que algo nos faz bem e nos traz vida. E que algumas outras coisas que fazemos, por si sós, já nos deixam deprimidas ou insatisfeitas. Sim, se repararmos nas ações do nosso dia, principalmente nas escolhas que parecem nossas mais não são, iremos descobrir o motivo real da nossa insatisfação diária.

Percebi que isso se estende a todos os fatores da nossa vida, desde o momento em que executamos o nosso trabalho aos momentos de lazer que nos proporcionamos. Existe uma certa obviedade nisso tudo, é claro. Parece simples, mas só seria simples se além de sabermos o que queremos, soubéssemos onde estão as maiores amarras para não satisfazer nossos desejos.

Essa percepção fica clara, assim como ficam claras as dificuldades de compreender os desejos do ser genuíno. Agora sabemos que é real, sentimos, cheiramos esse momento em que fomos verdade.

E se alguém me perguntar o que é a felicidade, prontamente respondo que ela é a verdade, a sua verdade. Quando o ser recebe estímulos diariamente para buscar-se, gotas de verdade começam a cair pausadamente uma a uma, depois de muito, outra. Tão pequena e transparente, mas inconfundível ao molhar sua pele. Você consegue senti-las em suas pequenas escolhas diárias.

Quando aplicamos no nosso dia a dia esse conceito de sermos o gênio da lâmpada dos nossos desejos, vamos como uma criança experimentando um mundo que jamais havíamos explorado. Rapidamente isso se torna um vício e esses pequenos e prazerosos momentos irão se tornando cada vez mais necessários.

Eu percebo que eu existo para mim, não para o outro. Que a escolha dele na maioria das vezes não é a minha, e que para além da minha vontade de agradar o outro nasce um respeito ao meu próprio ser.

No dia a dia isso é explícito nas suas escolhas. Dizer não passa a ser uma chave libertadora. Algumas pessoas viverão toda a sua existência sem descobrir do que elas gostam e o que elas querem, desde o sabor do sorvete até a complexidade íntima das suas necessidades.

De alguma forma foi possível entender que dentro de mim existia uma vontade que ultrapassa o "tanto faz", o senso comum e principalmente o julgamento alheio.

Descobrir-se acaba sendo uma maneira divertida de conhecer alguém que com sorte será a pessoa que você mais vai amar no mundo e a mesma que estará com você até o fim.

CAPÍTULO 3

A GRAVIDEZ, A GRAVIDADE E A GRAVIDADE

Quando você é mulher em uma sociedade patriarcal, sua construção pessoal segue uma cartilha, uma tabuada que será ensinada como nos tempos de suas avós, e os erros serão corrigidos com a mesma palmatória. Hoje muito se fala sobre Heterossexualidade Compulsória, assim como Maternidade Compulsória, ambas usando o termo "compulsória", que significa algo imposto e sentenciado. No nosso mundo cor-de-rosa, onde nada é mencionado com franqueza, eis aqui o choque desse assunto.

Eu as cito, pois, as reflexões são reveladoras para nossa compreensão, já que o ser tem um único modo de chegar à existência: a gravidez. A gravidez se apresenta como o ato mais nobre da perpetuação da espécie. Não diferentemente das outras nascidas com vagina, isso foi me colocado nos primeiros anos de vida. A felicidade em forma de uma grande e redonda barriga tem sido vendida geração após geração como o destino natural e único da mulher.

Vamos umas convencendo as outras com a velha frase de que "Ser Mãe é padecer no paraíso".

Por essas e tantas formas tão bem recomendadas, chego a esse assunto buscando o paraíso da minha genitora e de tantas outras que observo ao longo das minhas voltas em torno do sol. Aguço os ouvidos para entender a grande lição hipoteticamente importante que uma mãe, fingindo sorrir, explica a diferença das fezes do seu bebê. Depois, eu me forço a não perceber a dor na coluna que outra mulher desabafa enquanto carrega seu bebê no colo ao mesmo tempo que olha a criança mais velha a correr. Com os olhos atentos, a dor na coluna e a conversa interminável, elas passam algumas horas de seu sábado conversando na recepção do condomínio, na calçada da casa do interior, no mercado ou em um dos inúmeros aniversários infantis.

Como o divulgado pelas minhas iguais, vou me fazendo presente nesse meio do qual é quase impossível fugir. E começo nas minhas observações um estudo silencioso do quanto aquilo que vejo difere do que ouço. Eu ouço trilhões de frases prontas para incentivar umas às outras, como:

"Quando você receber seu bebê no colo, tudo vai ter valido a pena, uma felicidade imensa tomará conta de você e nada do que passou durante a gestação você lembrará mais."

O que eu vejo: após horas e horas de um sofrimento inimaginável, dores indescritíveis, vagina rasgada e muito desespero, um alívio orgânico imenso acompanhado de tamanho impacto psicológico de um ser que acabou de lutar com todas as suas forças pela sua sobrevivência (me refiro a genitora, pois ela é o consciente de si no momento). O momento que faz a mulher refletir sobre o porquê está ou passou por aquilo. Um lapso de dor tamanha, que é impossível se prender somente à romantização da chegada de outro ser que não seja você. Nada disso foi mencionado com franqueza, até porque chega a ser quase indescritível.

O ser Mulher, que mal se conhece e que não teve tempo de se conhecer, perde agora todas as chances de que isso venha a ser possível, durante um bom tempo. O formato vendido pela sociedade exclui qualquer possibilidade de autoconhecimento após nos tornarmos genitoras. Essa possibilidade se torna quase irreal pela responsabilidade e intimidade em que se perde um ser em outro. As demandas serão gigantescas e, por uma questão natural, são impossíveis de serem alcançadas. No mundo atual, o papel da mulher acumula funções, e essas funções têm como função maior não a fazer questionar. Mantê-la ocupada e a maternidade compulsória é uma delas.

A gravidade é que o núcleo por trás dessa realidade é devastador de existências e ceifador de mentes incríveis. Aqui não estou discutindo nada relacionado ao Amor, aos vínculos de afeto de um ser proveniente de bons ou maus momentos. Aqui eu discuto a gravidade, a raiz desse assunto, no qual o ser, com seus limites intermináveis de autoconhecer-se e reconstruir-se baseado no que é genuíno em si, passa a ser ainda mais prejudicado.

Escrevo e descrevo minha busca como um ser mulher e não seria real se não abordasse um processo ao qual quase todas nós fomos submetidas. O mesmo processo que me trouxe à existência e o mesmo que trará tantas outras. Toda a complexidade que ser mãe exige na nossa sociedade, vem acompanhada de uma romantização irreal que não nos permite escolha. Fica assim o não saber o que realmente é, e a não reflexão do que isso significa antes da sua busca pessoal e da sua singularidade perdida.

Se todo o processo viesse a ser abordado com franqueza e realidade severa, quantas mulheres continuariam querendo ser mães? Quantas pessoas neste vasto universo seriam mais felizes e quantas novas existências seriam mais equilibradas, partindo do ponto real do que gerar outro ser significa. Como estar livre, completo e genuíno a ponto de direcionar uma nova vida a ser livre, genuína e completa, se você não alcançou essa realidade?

A questão é que a gravidez é um assunto de extrema gravidade para a saúde mental feminina, para a evolução do ser e, em maior parte, assim como o conceito de gravidade na física, ela é responsável por definir o peso de uma existência para baixo, impedindo que ela se liberte.

Minha escrita vem em comunhão com todas e a favor do autoconhecimento antes da reprodução, para ter o equilíbrio de prover essa verdade genuína a outro ser.

Estamos fabricando em grande escala, não por acaso, exatamente a mão de obra necessária para continuarmos encaixotadas. Produzindo um ser de segunda linha de nós mesmos. Peço desculpas pelas palavras talvez tão incisivas. Nós somos, em grande maioria, esse produto. Chegamos a ser quase incapazes e, mesmo que sejamos capazes de quebrar toda essa histórica e precária construção, a dor de vencê-la e todo cenário estrutural por trás dela nem sempre nos permite continuar existindo genuinamente.

O SER DE SEGUNDA LINHA

As premissas capitalistas serviram como refletores das minhas ideias. Mercadorias de segunda linha são as que possuem algum defeito em sua estética.

São poucos os que se sentem donos de uma autoestima inatingível, e desses poucos muitos diagnosticados como narcisistas, e faz total sentido, já que viemos de seres que desconhecem completamente sua genuinidade. É necessário perguntar quem somos? Quem são os nossos fabricantes? Se eles mesmos não sabem, não sabemos, e talvez nunca saibamos. Os seus traumas mais íntimos, suas dores, suas inclinações, assim somos projetados nos corpos que se fizeram abrigo no nosso desenvolvimento, e estes por sua vez foram bombardeados com emoções fabricadas por criações fantasiosas. Então como produzir produto de primeira linha com matéria-prima duvidosa?

Essa afirmação à primeira vista pode parecer grosseira e talvez para alguns pode soar como um possível desprezo ao que tantos chamam de dádiva da vida. Mas vejo que é necessário enxergar as avarias dos nossos precursores.

Se somos nós provenientes de avarias, entenderemos a complexidade de encontrar dentro de nós artifícios positivos para reconstruir um olhar mais empático para nós mesmos. Se nossa real construção foi centrada em ter e não em ser, logo não temos nada, assim como não somos nada, e essa definição acaba por reger nossas escolhas.

Dentro dessas comparações de onde vinham meus possíveis defeitos estéticos que na verdade são psíquicos eu me deparo com as minhas inúmeras limitações. Existe uma reflexão profunda que devemos fazer e ela é sobre a natureza da autoestima, identidade e a influência das normas sociais e culturais na percepção de nós mesmos. Ao sermos "mercadorias de segunda linha", seguimos nos sentindo inadequadas ou defeituosas devido aos padrões estéticos impostos pela sociedade.

A analogia entre mercadorias de segunda linha e pessoas com "defeitos estéticos" ressalta em mim a ideia de que, como indivíduos, muitos de nós nos sentimos desvalorizados ou incompletos devido a normas arbitrariamente impostas sobre beleza e perfeição. Essa pressão social, junto à trajetória particular de cada ser, pode levar à internalização de uma visão negativa de si mesmo, como me levou a macular minha existência, manifestando-a em forma de baixa autoestima e autocrítica. Os fatores são muitos e a sociedade, ao tomarmos consciência, apenas reforça esse fardo.

Ainda menina em formação de consciência e em total vulnerabilidade, acredito eu, que pelas minhas recordações estaria em torno de 6 a 7 anos de idade, fui submetida por pessoas do convívio familiar à crença de que era rejeitada ou impossível de ser amada. Essa crença, enraizada pela falta de estrutura emocional para lidar com o significado das palavras, foi se consolidando aos poucos com a pressão social utópica do ser humano ideal.

Isso resultou numa busca excessiva por validação externa, falta de autoconfiança e autoaceitação. Hoje compreendo quão irônica era minha busca por uma autoestima inatingível, ao invés de reconhecer e abraçar a minha própria autenticidade.

A influência dos traumas e experiências passadas na construção da identidade é perspicaz. Ela levanta questões importantes sobre como nossas experiências moldam nossa percepção de nós mesmos e como podemos aprender a reconstruir uma autoimagem mais positiva e compassiva.

Ao confrontar minhas próprias limitações e "defeitos estéticos psíquicos", fui dando um passo importante em direção à autenticidade e à aceitação.

Afinal, a mercadoria de segunda linha que foi construída não é você, nem define quem você é, mas sim uma construção social que lhe foi imposta. É através do autoconhecimento que você encontrará seu verdadeiro eu, autêntico, único e, o mais importante, que pertence apenas a você.

A GESTAÇÃO DE SI MESMA

Fecundar com dúvidas e crises diariamente o próprio ser, acompanhando seus impulsos mais genuínos e, por que não dizer, sofrendo os atritos que essa insistência causa, pode ser uma maneira de sobrevivência desgastante, mas, com a certeza de sobreviver, é, sem dúvida alguma, a de menor dano.

É nesse perguntar-se por entre lágrimas e um milhão de sentimentos confusos que a busca incessante se dispersa em algumas gotículas de soluções. Por entre elas, eu me vejo por ora com algo crescente em meu ser, algo que jamais senti, rasgando os órgãos, por não achar espaço e esticando minha pele dia a dia, como se ao mesmo tempo que buscasse espaço, trouxesse à tona uma brilhante camada doída e lisa.

Ao mesmo tempo que penetra em meu subconsciente uma certa névoa, durante o percurso, consigo imergir em uma ideia, arrastando pequenas pausas de conflito em distintos momentos com versões diferentes. As modificações são pequeninas e crescentes.

É um período em que se consegue, através do espelho, olhar nos olhos e também observar-se por fora, detalhe por detalhe, o que fora abandonado ou nunca visto desde o formato do rosto ao detalhe na ondulação do cabelo. Tudo sobre si vai ganhando uma importância maior e um significado único. Um simples álbum antigo ou bilhete de cinema se transforma em importantes enigmas, os quais desvendam pouco a pouco sua própria história.

É nesse desvencilhar de fatos diários, onde você foi colocado como observador, que seguem surgindo questões esclarecedoras, naquele e-mail antigo que você escreveu ou aquela foto que esconde alguma pista, ou a leitura daqueles poemas que foram escritos tantos anos atrás, a maneira como se relacionava com o mundo. Tudo isso brota como ramos interligados de uma mesma planta.

Aquela sensação de solitude por ora se faz ausente. Sim, neste mesmo paradoxo, a solidão se ausenta e nesses pequenos e raros momentos existe um encontro, algum tipo de êxtase. Tocar-se e sentir-se desde o pequeno gesto do encontro das próprias mãos são grandes rituais sagrados, afagos de uma alma.

Já não existe sensação de solidão, você percebe que tem uma presença dual no silêncio e tem um desenrolar de muitos ditos em segundo plano que por vezes está longe e outras vezes tão perto.

Encontro pela primeira vez um certo conforto com minha própria presença. Vejo o ser e sinto o ser que mora dentro de mim pela primeira vez, e nesse encontro algo me diz que existem muitas coisas a serem interpretadas e descobertas.

Tudo o que é feito por você e para você passa a receber um sentido; começam os preparativos para a chegada de um ser a um mundo novo. Coisas simples e rotineiras, pequenas e sutis delicadezas com seu corpo surgem despretensiosamente. As ações tecem um roteiro de experimentações envoltas em novos questionamentos, como: por que ainda não aprendi a nadar? Preciso ir ao dentista, comprar um hidratante, e se eu praticar um esporte, como meu corpo irá reagir?

Somos invadidos por um sentimento gostoso de atenção e cuidados que só estávamos acostumados a doar ao outro. Tudo que remete de alguma forma a você – seus livros, roupas, louça –, tudo que carrega um mínimo de expressão sua passa a ser ouvido e visto.

Um café feito com amor para seu ser sentir-se cuidado, um olhar para cada falha com aquela imensa e constante preocupação se está verdadeiramente bem.

Nasceu alguém da crise e da dor; a expansão da consciência a trouxe embalada e entregou com toda confiança nos seus braços.

Eis aí uma gestação completa de um ser fecundado da dor, do atrito e do êxtase.

A VÍTIMA DA VÍTIMA

Nós somos as vítimas das vítimas, e somente é possível interromper esse circuito contínuo se fizermos o papel de salvarmos a nós mesmas, antes de cair na armadilha de dar vida a outro ser, a partir da volta ao passado e ao detectar o exato momento, a raiz do problema, do conflito, o agente causador do dano.

Por que estou afirmando isso? Provavelmente pelas inúmeras questões que dominam nosso inconsciente, os gatilhos que nos afligem e angustiam, causando reações que serão muitas vezes desmoronadas em cima daquelas pessoas mais próximas da nossa convivência afetiva, as quais, na maioria das vezes, são passivas e vulneráveis, as pessoas que são ou estão suscetíveis a receber essa descarga da dor inconsciente do outro. Isso independe de quem seja, porque a consequência é atribuída por proximidade de convivência.

Neste caso, pode ser alguém com laço sanguíneo ou não, mas que no momento estava no domínio ou no convívio da pessoa. Descobrir ao longo da vida que nossas dores mais profundas muitas vezes nos levam a reações incontroláveis, fazendo com que causemos sofrimento a outras pessoas, é um ciclo complexo de emoções e ações contínuas. O mais difícil é perceber que, geralmente, acabamos ferindo justo aqueles que amamos por estarem mais próximos de nós, e tomar consciência disso pode ser quase enlouquecedor.

Conto aqui alguns exemplos para ilustrar essa descoberta: Todas as vezes que alguém muito próximo a mim, com quem eu tinha um forte laço afetivo, enfrentava uma situação de importunação sexual –

algo que, infelizmente, nós mulheres enfrentamos quase diariamente – meu corpo reagia de forma imediata. Eu sentia um desconforto e nervosismo estranhos, uma mistura de medo e repulsa que começava na minha mente e se manifestava fisicamente.

Instantaneamente, isso me deixava muito agitada, apreensiva, ofegante e com o coração acelerado. Logo, como não havia como responder ao agressor que a importunara (porque na nossa sociedade nós jamais deveríamos brigar com homens por medo da força física), eu culpava imediatamente a vítima, rapidamente sendo grosseira e causando um mal-estar por julgar que ela não estivesse atenta e portanto era merecedora de uma boa reclamação.

Isso ocorreu por inúmeras vezes, até que, além de todo sofrimento causado, em alguma das minhas sessões de terapia, me perguntei o porquê dessas minhas reações.

Não demorou muito para, em uma das lembranças do passado, eu me ver ainda criança, entre 9 e 10 anos, e ter um insight sobre um momento pequeno, mas muito significativo, em que minha mãe causou esse trauma. Sem dúvida, algo carregado de seu próprio passado, mas que, mesmo sem perceber, ela continuou a transmitir de maneira agressiva, negativa e determinante.

Mais uma vez ilustrarei com uma das situações a que fui exposta, as mesmas aconteceram diversas vezes, em diferentes contextos.

Eu, criança, brincava sentada no chão de piso verde de cimento na sala, enquanto a minha mãe fumava um cigarro sentada em um sofá numa distância considerável. A porta da casa estava aberta para a rua chegam dois homens engravatados com uma pasta na mão eram vendedores de livros.

Um dos homens abaixou-se e perguntou meu nome. Nessa época, na escola e no grupo de crianças a que eu pertencia, fui carinhosamente apelidada no diminutivo do meu primeiro nome "Carlinha".

Foi o que respondi. Imediatamente, minha mãe proferiu vários gritos com gestos irritados, numa maneira estúpida de me punir pela resposta. A maneira como me abordava era como se eu estivesse me oferecendo, sexualizando a resposta infantil que eu dera.

Naquele momento, e sem entender por que estaria sendo tão agredida, senti minhas mãos tremerem, meu coração palpitar e apenas chorei e senti muito medo. Ela continuou irritada, talvez ainda mais com meu choro.

Durante a pouca convivência que tínhamos, essas situações aconteceram diversas vezes. Pelo visto me tornei a receptora daquele gatilho dela, mesmo que por sua parte a intenção fosse tentar me proteger.

Por fim, descobri então a repetição de um padrão sistemático totalmente emotivo ao me deparar com situações semelhantes na minha vida adulta. Eu poderia aqui descrever outras inúmeras situações que descobri neste processo. Mas preferi usar este exemplo para entendermos que numa situação que parece simplória se esconde um trauma causador de danos que muitas vezes interfere na sua vida e na sua relação com as pessoas mais próximas.

Lembrando que provavelmente a pessoa que causou o dano também é uma vítima. O que causa um circuito de violência e das circunstâncias.

Quando se descobre o fator causador do dano, é possível atentar-se e antecipar-se às reações causadas por tais gatilhos. Com esse enfrentamento contínuo, ao localizarmos a limitação, a reação perde a força, diminui e até dissipa-se por completo.

Eis aí a importância de trazermos à tona as reflexões dos nossos padrões comportamentais mais danosos. Hoje sei que somos capazes de excluí-los e ressignifica-los compreendendo-os. Ainda não posso afirmar se esta mudança é definitiva.

CAPÍTULO 4

A CRISE

Abro esta página em branco, ainda ofegante daquela que nos últimos capítulos se desfez. Os últimos capítulos, por assim dizer, são as vivências experimentadas nos dias atuais, e neles me contorço em dores extremas que confundem minha psique, sendo difícil decifrá-las.

Mencionei uma dor atípica em um capítulo anterior deste livro, já nas primeiras páginas, e antes que eu consiga dominá-la, ela me oprime, me reduz, me dilacera. Para que ela venha forte como o sol do verão, é preciso que as coisas ao seu redor vão colocando dúvidas temerosas nos momentos mais vulneráveis. Ela, como quem não quer nada, junta pequenos gestos perceptíveis, outras frases soltas desproporcionais e, enfim, ações mal interpretadas, tecendo com linha fina e pontos bem amarrados uma camisa completa, como a conhecida "camisa de força" em outros tempos. No seu *grand finale*, ela tece o encontro das mangas para trás, para que não haja como você se movimentar.

É de horas de tentativa de acalmá-la e de grito que não completa o som e tem apenas ruídos finos, como se o barulho rasgado do grito ecoasse para dentro do meu corpo, atingindo meu estômago e contorcendo tudo que vê pela frente. Em vagas horas de respiração lenta, é possível ouvir, enquanto a água escorre do chuveiro, a pane que as ideias confusas causam entre um choro e outro. Eu venho e me arrasto entre o chuveiro e a cama, o choro nunca cessa por completo, e a mente continua dando voltas em torno dos *flashes* dos mesmos momentos do passado.

É nesse momento, no percorrer do oitavo dia, que, em um desses dilúvios psicológicos e físicos, você suplica para que exista algo maior que possa encontrar sentido e findar a dor. E é assim que recorre a tudo que há impregnado no esgoto do seu ser. É aquela velha sujeirinha que usavam para responder todas as suas questões mal resolvidas. Fé, universo, Deus, Orixás, Buda...

Só sei que da súplica nascem acordos; pedidos de socorro resultam em promessas infundáveis com seres intangíveis. Porque a dor te coloca nesse lugar de humilhação onde seu consciente aproveita para te enganar.

Deixa-me falar também que esses seres que buscamos no desespero não são só seres; são também coisas.

Para alguns, o paliativo da dor, torna-se qualquer coisa ao seu alcance que consiga anestesia-la. Muita gente perde a existência buscando afagar a dor, aumentando drasticamente os paliativos que já não conseguem mais inebriar o ser esgotado. Drogas, álcool, qualquer coisa que possa inebriar sua mente e controlar a dor.

Durante esse caos de idas e vindas da consciência, você se perde de tudo, toda a construção que você pleiteava vai desaparecendo tijolinho por tijolinho. O que você lembra que é? Não, você não lembra, porque se você tem sede e te negam água, você só consegue pensar na água. Assim é o desequilíbrio psicológico que se instaura no ser. Enquanto houver sofrimento, o inconsciente se vende por qualquer lucidez.

Quando aos poucos a retomada da consciência vai ocorrendo, você tenta refazer os passos que te levaram ao precipício e, como quem segue um rastro, você mais uma vez se joga no chão, analisa as pegadas, aguça o olhar e se faz as mesmas perguntas centenas de vezes.

Sabe que existe um gatilho que foi disparado e um trauma que é a própria bala da sua arma. O pior de tudo, sabe que tem em mãos uma arma apontada para si mesmo, que embora seja recarregada por várias situações, no final é você que aperta o gatilho. Porque uma dor profunda não é única jamais; ela de alguma forma te transcende, te muda, te multiplica, te alimenta, te destrói.

O ser te faz voltar diversas vezes ao mesmo lugar, e isso para mim até agora tem sido infinito. Ainda que em círculos demorados, a distância dessa reprise não altera a intensidade.

Infelizmente, após a crise não é possível afirmar que depois da tempestade vem a bonança. Ainda não. Pois como disse a dor te muda e nessa mudança ela vai, mas deixa o medo e a tristeza por um bom tempo.

É nessa angústia que organicamente se instaura a depressão.

O TERCEIRO OLHO

Quando o conhecimento e a busca pela realidade da vida te levam, de certa forma, a sentir-se como uma estrutura sem base sólida, e por vezes se movimenta lentamente a cada ventania que passa, você se transforma em um pêndulo cujo maior medo é que o fio já não aguente mais o seu peso.

Nesse momento, seu subconsciente lhe pergunta ou ordena: 'Por que não buscar ajuda?'. E essa ajuda ele procura justamente nas coisas que você tem enraizadas e está tentando destruir. Seja o poder de atribuir sua dor a um ser superior, uma crença que foi introjetada na sua moralidade, ou algo que você tenta substituir, como uma deusa ou uma força maior. Agarrar-se a isso, acreditar em algo que possa amenizar sua dor e angústias, ou até acreditar que existe alguma forma ou alguém capaz de resolver suas questões sem tanto sofrimento parece um caminho mais fácil e por hora acolhedor. Mas o preço pago pelo conhecimento equivale às promessas financeiras que te fazem comprar um simplório imóvel, dizendo-te próprio, mas que pagarás com a vida. Trinta, cinquenta, oitenta anos pagando uma dívida interminável que só te trará algum benefício no final de seus dias ou para outro ser. Um preço muito alto pela verdade da existência se instala na sua procura, mas você já não consegue mais voltar para as suas antigas convicções porque muito disso já foi comprometido e perdeu o sentido. Porém, isso somente a essa altura do caminho, porque em diversas vezes, a depender da profundidade da dor, você recorreu a elas mesmo que estando incompletas e se arrependendo depois.

Esse vai e vem de sins e nãos acontece tanto quanto suas dificuldades te ultrapassam; como se em meio a sua testa um sinal aparecesse, mas que, por não se observar tanto, você nem sequer percebesse.

A busca continua agora a construir lentamente uma "crença", aquela de que no final do túnel tem uma luz, a mesma que lhe promete um nirvana após suas entregas.

Há muito eu me controlo e tento fortalecer em mim a crença de que existe esse tão cobiçado estado de consciência onde não existe mais dor, onde nada será capaz de me causar mal. Eu me recuso a acreditar que a única maneira de obter esse estado é a não existência ou a não consciência.

Até onde pode chegar um ser desconstruído? Existe realmente um caminho que leva à ausência de dor? Será que viver em busca disso é a escolha certa? Quando finalmente conseguirei me libertar das sombras e das sobras dos outros? Sobras de afeto, de amor, de atenção. Será que sou capaz de suprir essas necessidades? Posso me preencher com minha própria presença ou, em vez disso, crio novos caminhos para os afetos e me entrego à solidão?

Ter um objetivo significa projetar-se em um futuro seguro – mas seguro para quem? Colocar-se em um sonho superficial, sem a certeza de que meus pensamentos são genuínos, ou apenas reflexos de uma memória que, fugindo de mim, parece paz. Será que é possível discernir a autenticidade de um desejo sem vivenciá-lo? Ou será que só podemos descobrir se o desejo é real por meio da experiência?

É misterioso e contraditório, pois são perguntas para as quais talvez nunca tenhamos respostas. E assim sigo a contrariar e intitular-

-me ingrata com a existência, o que para mim é justificável, uma vez que uma existência majoritariamente dolorosa talvez seja invalidada.

Passo pelos pensamentos questionando e me arrependendo, hora me aplaudindo e ao mesmo tempo me odiando por saber que a maioria deles contém tal sentido e tal verdade inquestionável baseada na pura lógica da realidade.

A cada reflexão, sinto um conflito interno crescente, como se estivesse em uma batalha contínua entre aceitar a crueza da realidade e a necessidade desesperada de encontrar um consolo ou uma justificativa. É uma dança entre a lucidez e a negação, onde me perco e me encontro repetidas vezes.

Pensamentos invasivos trazem consigo um misto de clareza e confusão.

São como espelhos que refletem não apenas minha própria verdade, mas também as verdades universais que muitas vezes preferimos ignorar. E, nessa dualidade, reconheço a dor e vulnerabilidade da existência. A sorte de uma mente que busca a verdade e a dor de uma alma que sente o peso dessa verdade.

Confronto, desespero e, por vezes, um estado de aceitação resignada, onde a lógica implacável da realidade abraça com frieza.

O COMEÇO DO SEM FIM

A crise existencial é um mergulho profundo nos abismos da própria alma, onde todas as certezas se dissolvem, e os questionamentos mais essenciais emergem com uma intensidade avassaladora. O mundo ao nosso redor perde o brilho, e o sentido da vida se dilui em um mar de incertezas. Porém, paradoxalmente, é nesse turbilhão de dor e desconforto que reside o potencial para transformações monumentais.

Somente quando todas as crenças que julgávamos positivas são desmanteladas e resta apenas a realidade nua e crua é que podemos verdadeiramente nos confrontar. Afundar-se em uma crise existencial muitas vezes é um sintoma de traumas profundos, tanto os vividos recentemente quanto os reconhecidos do passado, seja consciente ou inconscientemente. São como partículas expelidas no tempo, que se desintegram aos poucos quando são expostas à luz da nossa consciência.

Essas crises podem perdurar por anos, alternando entre momentos de intensidade avassaladora e pausas aparentemente tranquilas, durante as quais nos alimentamos das descobertas mais genuínas e nos esforçamos para manter o objetivo de ser mutável e de expandir-se. É uma jornada de autoconhecimento e reconstrução, na qual nos vemos obrigados a repassar os detalhes de cada vivência e a confrontar o ápice das nossas dores.

Porém, é importante notar que a crise existencial não é apenas um estado de desolação e dor. É também um espaço de silêncio profundo, em que a dor silencia e é esse silêncio que reconstrói o que de mais real foi esquecido. É nesse silêncio que encontramos a nós mesmos, em que a verdadeira essência do ser se revela e as sementes da renovação são plantadas.

Assim, apesar de ser um período desafiador e muitas vezes doloroso, a crise existencial é também um convite para um mergulho profundo dentro de nós mesmos, onde encontramos a oportunidade de reconstruir nossas vidas com base na verdadeira essência do nosso ser. É uma jornada de autodescoberta e crescimento que, embora árdua, pode nos levar a um estado de maior plenitude e realização pessoal, seja lá o que essa realização represente individualmente.

Ao nos questionarmos se haverá um momento em que nos sentiremos plenamente realizados, adentramos em um território de reflexão profunda sobre o sentido da existência. Através da jornada de autoanálise constante, percebo que a realização não é um destino final a ser alcançado, mas sim um processo contínuo de desconstrução e reconstrução das nossas bases.

Ao quebrar e desmontar aquilo que considerava como minha fundação, abri espaço para a emergência de novas estruturas, mais sólidas e flexíveis. Essa constatação me levou à compreensão de que, embora essas novas bases possam parecer firmes, elas também são mutáveis e estão sujeitas a transformações constantes. Essa dinâmica é infinita, um ciclo de construção e reconstrução que acompanha a própria essência da vida.

As descobertas e reconstruções que ocorrem ao longo desse processo podem perdurar por anos, pretendo seguir descobrindo e sendo influenciada pelo mundo ao nosso redor. Uma teia interconectada de experiências e conhecimentos me levando para trilhar em um caminho sem fim.

Nesse contexto, compreendo que não sou única e isolada, somos universais e infinitas em nossa capacidade de aprender, evoluir e nos transformar. Não há um fim definitivo para essa jornada de descoberta, pois sempre há mais a ser explorado dentro das nossas inúmeras limitações.

Só é possível existir e prosseguir existindo quando conseguimos voltar em todas as fases dolorosas, descobrir onde elas estão escondidas: cada fase, cada década, cada momento. É necessário olhar para si mesmo e para tudo que nos aconteceu com um olhar nu, genuinamente livre das lentes que outros colocaram diante de nossos olhos.

Este processo de introspecção profunda nos conduz por um caminho intrincado de autoconhecimento, no qual desvendamos os enigmas do nosso passado e confrontamos as feridas que foram negligenciadas por tanto tempo. É como se viajássemos através das paisagens da nossa memória, explorando cada canto escuro e cada recanto onde a dor se escondeu.

Nesse processo, descobrimos que as fases dolorosas não estão apenas no passado distante, mas permeiam cada momento da nossa existência, moldando quem somos e influenciando nossas escolhas. É essencial encarar cada uma dessas fases com coragem e compaixão, reconhecendo o impacto que tiveram em nossa construção e aceitando as lições que trouxeram consigo.

Olhar para si mesmo com um olhar livre de preconceitos e expectativas externas é um ato de libertação. É como remover as vendas que obscurecem nossa visão e permitir que a verdadeira essência do nosso ser brilhe livremente. Nesse estado de clareza e autenticidade, podemos nos reconectar com nossa essência e nessa profundeza ir ao encontro da expansão da consciência que tanto almejamos.

Ao voltarmos em todas as fases dolorosas e olharmos para nós mesmos com compaixão e aceitação, transformamos nossas cicatrizes em fontes de força e sabedoria. Descobrimos que a verdadeira essência do nosso ser transcende as limitações do tempo e do espaço, e que a existência é, em última análise, uma busca pela integridade e autenticidade.

Portanto, só é possível existir plenamente quando abraçamos todas as partes de nós mesmos, incluindo aquelas que foram marcadas pela dor e pelo sofrimento. É nesse reencontro mortal com cada parte marcada e com as cicatrizes expostas que nos é permitido que o ser agora consciente ajude ao ser inconsciente a compreender e acolher a dor. Esse momento único é mortal para a construção malfeita que se dizia ser você. Por isso não se diz desconstruir o ser, mas a fase final e infinita é reconstruí-lo verdadeiramente livre.

Quando, com olhos nus, olhei o espelho do passado, fui invadida imediatamente por um sentimento de pena da minha criança. Pena e, ao mesmo tempo, eu gritei para dentro de mim como se ela pudesse ouvir da distância das décadas: "Você tem valor para mim, muito valor, o máximo valor. Você é respeitada e amada, você é a minha morada".

CAPÍTULO 5

EXPRESSÕES GUARDADAS

Quando temos uma educação restritiva, muitas opções que poderiam ser úteis não são financeiramente acessíveis e ainda são alvo de julgamento, assim como as pessoas que pensam de maneira crítica e desafiam as normas sociais e religiosas impostas a nós. Desde criança não era difícil ouvir mulheres sendo julgadas como loucas por pessoas que se autoproclamavam juízes da moral. Isso já era perceptível para mim desde a infância, e já me sentia incomodada com a visão à qual nós, mulheres, éramos submetidas. Surpreendente é saber que ainda hoje muitas de nós vivem sob essa ótica distorcida da realidade.

A mulher artista, lésbica, revolucionária, , que sente desejo, é livre, que não se identifica com a maternidade ou aquela que busca conhecimento, a que questiona, seja lá qual for a forma que não encaixe no padrão exigido socialmente com certeza será em algum momento vista de maneira negativa, objetificada e perderá seu lugar de fala (algo que por sermos mulheres já quase não temos).

Tratamentos voltados para a saúde psicológica, como análise, terapia e psiquiatria, são frequentemente vistos através das lentes do preconceito, o que cria uma grande barreira entre o acesso à cura e uma das poucas alternativas eficazes que proporcionam apoio emocional. A ignorância é o avesso da curiosidade e abrange todo e qualquer aspecto social e econômico do indivíduo. Sendo eu menina criada por vó no interior de uma cidade extremamente religiosa, diante de tantos fardos emocionais pesados, não pude fugir desse julgamento do consciente coletivo e, por muito tempo, mesmo quando já teria capacidade financeira, me abstive de buscar ajuda psicológica emocional para lidar com as minhas próprias limitações. Ora por achar que essa atitude me faria fraca e ainda mais julgada, ora por simplesmente não acreditar que existia ajuda.

Hoje, dentro da realidade em que me encontro, chego a lamentar que esse pensamento ainda seja possível. Mas ao conversar com pessoas que advêm de diversas realidades, descubro que muito dele ainda é validado. Mas agora não me abstenho mais de falar do enorme valor de buscar uma ajuda terapêutica. Até porque, a maioria de nós somos vítimas das vítimas e somos muitos e tantos que é possível constatar que quase todo mundo que conhecemos precisa, sim, de terapia, embora não aceite.

Não posso dizer que, ao chegar neste nível tão sonhado da minha busca, eu conseguiria enxergar todo o processo descrito neste livro sozinha. Também não julgo ser impossível, porém, para mim, foi preciso uma bússola, como gênio da lâmpada realizando um desejo, me ajudando a encontrar um lugar de telespectadora e ao mesmo tempo provocando reflexões certeiras, as quais me trariam possíveis respostas.

Se existe o desejo da busca e ela é não guiada, como nomeei em algum aspecto, posso afirmar que não basta só o desejo e que foi preciso sim que alguém segurasse a minha mão enquanto eu estive ausente do meu ser. É nos trilhos de um processo terapêutico, é com ajuda profissional que muitas vezes se atravessa a rua lotada de carros enquanto se é ainda criança.

Foi nesse atravessar de perigos e medos que muitas vezes me vi indefesa e me coloquei como transeunte enquanto repassava minha trajetória. Além da descoberta do sentido da palavra "empoderar-se", desviando o corpo cansado entre um perigo e outro, passo o meio-fio e chego até a calçada.

Não que eu não vá precisar de companhia, mas em parte sinto-me capaz de vivenciar crenças e verdades genuínas sem precisar ser lembrada de que elas existem. Durante o caminhar, a presença dessa mão fica imperceptível porque às vezes não é clara de imediato a sua ação. Até porque ela não serve como acolhimento, e sim como a voz que ecoa da minha própria razão quando não consigo alcançá-la.

O espelho mágico que contém as imagens que foram guardadas das expressões colocadas face a face de cada momento vivido. Recorrer a este espelho traz as lembranças de como você se sentiu em determinados momentos, embora os sentimentos sejam seus, é muito difícil catalogá-los e revê-los nos momentos de dúvida. Somente com o compromisso de me autoavaliar cotidianamente foi possível contrariar minhas incoerências mais obscuras. Aquelas que não temos coragem de confessar nem para nós mesmos. E por muitas e muitas vezes serão essas incoerências as responsáveis por mascarar as respostas que tanto buscamos. O acompanhamento psicológico não permite apenas identificar padrões de pensamentos e comportamentos, mas também passamos a compreender as origens de nossas emoções e reações. Saber que muitas das nossas reações são advindas de nossas questões mais profundas e dolorosas.

Descobri durante o processo a palavra mais singular da qual parte da minha existência se tornou refém. Acredito que cada ser possua uma palavra que rege sua vida e é uma das chaves das traições ao nosso ser genuíno. Na minha experiência quase que transcendental de imersão em investigar-me a palavra de ordem sempre foi "culpa".

A culpa possui várias definições, mas nenhuma mais direta e que descreva melhor o meu contexto: responsabilidade por dano, mal, desastre causado a outrem. Eu não saberia descrever quando esse sentimento se enraizou na minha existência, mas antes de ganhar consciência que existiria uma definição capaz de traduzir a origem das minhas dores, mesmo assim, ela já estava lá. Intocável, gradual e exigindo que eu me moldasse e me encolhesse a cada pessoa que conhecia, no relacionamento com os familiares principalmente, nos relacionamentos amorosos e em qualquer relação e vínculo que eu pudesse estabelecer.

A EXPANSÃO DA DOR

Nós, que vivemos sem plena consciência da nossa própria história, quando encontramos um tempo na máquina de triturar existências que é o nosso sistema capitalista, perdemos a chance de autoavaliação, trocando-a por um conforto qualquer, objetos inúteis ou até mesmo um simples prato de comida.

Quando nos deparamos com alguns minutos vagos, geralmente obrigatórios, sem ocupar a mente — seja esperando o micro-ondas esquentar a refeição ou durante o enxágue das roupas na máquina —, esses momentos podem nos surpreender. Após desligarmos a TV, ao tentarmos dormir e não conseguirmos, esses lapsos de tempo nos invadem com informações muitas vezes desconexas.

Esses breves instantes muitas vezes nos trazem uma lembrança rápida da infância ou de algum momento doloroso da vida. Quando esses momentos se tornam recorrentes, é impossível contê-los, e é nesse ponto que surge um tema que iremos abordar.

Observe como todos nós conhecemos pessoas que recontam inúmeras vezes a mesma história. Às vezes, esperando o ônibus para o trabalho, encontramos um desconhecido e, pronto, sem percebermos, contamos algo muito íntimo da nossa vida para ele. Essa é a expressão mais genuína de uma dor que precisa ser cuidada, de uma palavra que precisa ser dita, de uma resolução que precisa ser executada. Ao tomarmos consciência do que foi feito com o nosso ser, ainda que muito involuntariamente, essa percepção dá sinais.

Quando soube da violência que minha genitora havia sofrido na fecundação da minha existência, eu, em primeiro momento, não tomei consciência do que aquilo representara. O assunto não teve muito espaço entre as inúmeras atribulações do dia a dia. Pude entender a origem da sua omissão e, ao mesmo tempo, compreender que se tratava de algo doloroso que não precisaria de debate nem de retornos. Em tese, o que teria que ser dito, foi dito; o que teria que ser compreendido, foi compreendido.

Anos depois, já mulher adulta, esse assunto tornou-se visita recorrente nas minhas narrativas sem que eu percebesse. Até eu me questionar por que eu sempre estava contando algo tão íntimo a alguém que muitas vezes eu mal conhecia. Costumo dizer que não se sente falta do que não se tem, logo não se sabe como é. Essa reflexão deixou-me mais convicta de que muitas das nossas dores são sim introduzidas.

Enquanto criança inconsciente das minhas verdades, não houve questionamentos que surgissem genuinamente de algum desejo meu. Mas havia sim uma forte crença, repetida diversas vezes, de que eu deveria ser fragilizada pela condição de ausência paterna. É como se socialmente muitas vezes eu tivesse que vestir esse papel em que me colocavam, mesmo que naquele momento eu não me entendesse daquela forma, mas para agradar e dar sentido às crenças daquelas pessoas.

Seja no Dia dos Pais na escola ou em casa, havia uma certa obrigação imposta para que eu me vestisse de tristeza por esse fato. O assunto sempre era tratado como algo sigiloso ou delicado demais, falado em tom baixo e com total discrição. Isso acabou fazendo de mim, que não tive um grande suporte amoroso na infância, alguém diferente dos demais, ao menos naquele momento. À primeira vista, essa sensação pode parecer ruim, pois se mistura com o retrato da pena alheia, mas logo vem afagar, mesmo que em migalhas, a dor da rejeição, trazendo você ao centro das atenções — o que, para uma criança carente, rapidamente se torna algo importante e, com o tempo, se colocar nesse lugar se transforma em uma constante. Ouvir por vezes o que a sociedade pensa do patriarcado e da paternidade me trazia inúmeras contradições. Ao mesmo tempo que ouvia as muitas narrativas sobre quanto momento que é natural, congênito, ou seja, que nasce com o indivíduo a presença paterna era importante, observava o meu avô, o qual eu havia adotado como figura paterna por consequência. Assim como minhas tias, suas filhas, tiveram sua presença como pai eu também as tive. Por muito eu questionava a incoerência do que era dito e o que era vivido, logo percebendo que a figura central daquela casa era uma mulher. Ali residia a alma cansada, forte e eloquente, cuja presença era verdadeiramente determinante em nossas existências.

Mas não há como, enquanto não há sinapses neurais e consciência determinantes, fugir dos padrões e cobranças das quais nos tornamos reféns pela nossa fragilidade juvenil. E esses fatores acabaram, de alguma forma, deixando rastros na minha autopercepção. Volto aqui agora para o assunto repetitivo que insistia em permear minhas conversas. Pois bem, tudo isso foi resultado de uma percepção forjada de não validação da minha existência. Era apenas mais um assunto entre tantos que se tornavam fixos e que virou motivo de atenção constante na minha busca por me conhecer. Pois era esse o princípio da distorção da minha imagem.

Talvez eu ainda não estivesse preparada para de fato saber como fui produzida, talvez faltassem motivos para me sentir importante, talvez sobrassem aspectos negativos atribuídos a mim, por estar ali, apenas viva. Não o bastante nas páginas da minha existência, em todas as minhas investigações em busca de sentido, por ser mulher e vir de uma mulher, o que mais me atravessa a alma é a violência que enfrentamos geração a geração, século a século, indo muito além da violência sexual, a violência predominante na totalidade de um ser.

Esse sentimento pode ser herança de uma história real da qual eu sou protagonista, mas gosto de entendê-lo como um sentimento que só se equipara ao parto.

É assim que vejo a dor com a qual aprendemos a lidar, a dor de um parto contínuo. Nascer dói, morrer dói. Eu vejo que ao chegar até aqui me rasguei, desconstruí e reconstruí quem sou, mas não que isso seja determinante ao ser. Eu respeito o ser que escolhe não lidar com a dor, porque sei que ela é tamanha e que, assim como a meritocracia não existe, reconstruir-se também não é possível para todos que o desejam.

Não que isso me coloque como alguém que venceu algo, porque não sou, e assim como o começo não tem fim, existem dias e dias nos quais eu desejaria muito não ter sido concebida. Não espero que essa compreensão consiga imergir em todos os que me lerem, porque sei que essa veste só cabe a mim e a quem está neste lugar.

Não existem vencedores, e sim sobreviventes. Eu não termino a escrita me despedindo das minhas dores e me libertando como muitos esperavam, porque eu não estaria sendo honesta com a minha obra. Como disse, não acredito que o peso de uma existência dolorosa valha por si só. Não são equiparáveis os momentos de tormenta aos estados de felicidade. Um não anula o outro.

Não escrevo para que valorizem a existência acima de qualquer aspecto; ao contrário, sei que outra forma dela é possível, com seres curados e, principalmente, genuínos. A verdade talvez um dia chegue para uma nova geração de seres cuja existência por si só já valha o risco. Como afirmei antes, não se sente falta do que não se tem. O ser que foi interrompido de nascer antes e sem nenhuma consciência jamais sofreu a dor do ser que foi expulso de um corpo para a existência de uma dor profunda enraizada e pulsante em cada sentido da sua existência.

CAPÍTULO 6

REALINHAR A VESTE AO SER

Mesmo sendo clichê, aquela máxima que diz "você é seu templo" existe e é real. Ao expandirmos a consciência para quem somos, nos obrigamos a verificar se nosso templo está equilibrado e reorganizá-lo faz parte dos nossos afazeres diários.

A verdade é que a busca do ser por se sentir bem implica o equilíbrio de todos os aspectos; logo, não há como curar-se psicologicamente sem alinharmos isso ao nosso corpo, que é nossa morada e templo para qualquer transição. É sabendo disso que passamos a reorganizá-lo, observando sua alimentação, estudando e alterando com sentido o que ele precisa e necessita para nutrir-se, sentindo o bem-estar diário após alguma atividade física e a predisposição para estar mais atento e consciente.

E também ao mínimo gesto de violentá-lo, punindo-o com alimentação ruim, excesso de qualquer droga que cause dano ao mesmo. Passa a existir uma responsabilidade diária entre você e sua morada interna, o que fica claro quando cometemos exageros e comprometemos nosso desempenho.

Aproveito esta narrativa para exemplificar meus questionamentos de que quando estamos em desarmonia com nosso ser genuíno, na maioria das vezes, tornamos essa disfuncionalidade visível.

Quando passei a ter interesse pela filosofia budista, yoga e meditação, antes mesmo de conhecer o Buda histórico, me deparei com um questionamento de um fanático religioso cristão que afirmava que a figura do Buda teria cometido o pecado da gula. Rindo, ele afirmava que, por isso, ele seria obeso e logo não poderia ser um ser evoluído como o budismo afirmava. Com espanto encarei aquelas pesadas e preconceituosas afirmações e a sua falta de conhecimento, mas de alguma forma isso me fez emergir numa teia de teorias regionais.

Na nossa cultura regional, é comum encontrar pessoas que conhecem ou têm em casa a figura do Buda representado por um senhor gordo e que deve ficar de costas para a porta para atrair dinheiro. Não posso aqui informar de onde surgiu essa crença, e confesso que me faltava interesse nessa pesquisa. Mas creio que este questionamento estúpido me levou a aprofundar-me em minhas pesquisas sobre a real história do Sidarta Gautama, o Buda histórico, que, com inúmeros exemplos de equilíbrio, constatou para mim uma outra máxima a qual hoje vejo a necessidade de adotar:

"Mente sã, corpo são".

Como já declarei no início do livro, ao estarmos fora de nós mesmos e ao encontrarmos lapsos da nossa própria verdade escapando entre pequenos momentos de prazer, nos tornamos propícios a aumentar qualquer situação que nos traga esses lapsos de encontros favoráveis ao nosso ser genuíno.

O problema é que muitos destes momentos nos trazem uma falsa sensação. Por que digo isso? Porque a falta de consciência nos faz utilizar formas não sábias para buscar este encontro que não é real, mas que gera um prazer fictício momentâneo.

Quanto mais estejamos atentos e nossa mente encontre-se sã, menos iremos violentar nosso corpo bombardeando-o com excessos que lhe farão mal posteriormente. A exemplo, trago a ingestão de álcool, que proporciona uma falsa sensação de vividez, um estado irreal de prazer e até mesmo de autoconexão. Acredito que por promover integração com estados primitivos e reais da nossa consciência genuína.

Por vezes, enquanto castigamos o corpo físico, esquecemos as barreiras morais da consciência, navegando no prazer das nossas profundezas. Rapidamente, isso se torna uma porta de entrada rápida para acessar esse estado, tornando-se frequente e necessário, e assim ignoramos os danos causados ao nosso templo maior, que é a nossa estrutura física.

O mesmo acontece com o vício de comida, drogas, remédios, açúcar. Todos esses e vários outros aguçam os nossos sentidos mais primitivos e nos promovem uma sensação de saciedade, alívio ou apenas prazer, mas podem se transformar também em um certo tipo de vício. Vicio da busca por se sentir bem em êxtase quase que sobrenatural. No caminho inverso ao excesso, a falta extrema também pode fornecer esse sentimento, como, por exemplo, o ato de não comer.

Esses são exemplos de lapsos de reencontro com nosso sentido genuíno, que buscamos sem entender, e isso se estende a tantos outros vícios como drogas, sexo desenfreado ou qualquer outro ato que, em exagero ou escassez provocada, poderá prejudicar o ser. A questão, e a boa notícia, é que existem formas saudáveis de acessar seu eu mais genuíno que farão o caminho inverso aos discutidos antes.

Sim, é possível essa autoconexão com gestos e momentos de escolhas que também irão se transformar em vícios, porém só trarão resultados benéficos à sua existência, à sua estrutura física. São várias as formas conscientes que demandam esse modelo de autoacessar-se, porém nenhum deles passa pela fuga de não se deparar com o que é mais falado nessas páginas: a dor.

Será necessário enfrentá-la de cara limpa. As formas de acessar seus caminhos são várias, como a escolha diária de minutos de bem-estar, o silêncio opcional a maior prazo, meditação, colocar-se como observador dos próprios sentidos, forçar a solitude e sentir a companhia de sua própria presença. Todas essas alternativas trarão, se observadas, pequenos lapsos de reencontro com seu núcleo interior, um contato com o seu real desejo de existir.

A longo prazo, isso lhe trará estados de dor profunda, porque precisará passar pelos traumas causados, pelos danos existentes enraizados pela desarmonia que foi provocada em você até agora. Porém, ao deparar-se com cada uma dessas pedras, reorganizando-as naturalmente e realinhando os seus sentidos, teremos após o processo o grande efeito rebote, mas agora de maneira certa, torna-se visível essa transição, porque não aceitamos mais maltratarmos a nossa morada e passamos a ter total respeito por ela, cuidando não só da nossa aparência física, como principalmente da saúde e do funcionamento de uma mente sã.

Sempre me faço uma pergunta que acredito ser a chave de todo trabalho humano na intenção de voltar-se para si com o objetivo de reconstruir-se: por quê? Os porquês dessa busca tão devoradora de nós mesmos. Se temos dores o suficientemente para sofrermos toda uma existência, por que remexer as gavetas do passado buscando por aquelas que por motivos extremos de sobrevivência precisamos esquecê-las?

Bom, para mim agora isso é parte de uma das crenças que estou disposta a interiorizar. Como bem digo a crença não precisa ser algo tão real quanto ansiamos. A crença pode e deve ser o que cabe a cada um querer por si só acreditar.

No meu processo de transição, foi preciso que todas as dores fossem e estão sendo reavaliadas com o pragmatismo de um *checklist*, para que eu possa descobrir em cada atitude minha atual que pontos foram ou são afetados por essa dor ou trauma. A minha grande crença é que, após exibir meu *modus operandi* e conscientizar-me dele, eu possa enfim alterá-lo. Até aqui não sou capaz de afirmar a possibilidade de tais feitos. Mas vejo cotidianamente surgir um raio luminoso dessa probabilidade.

INSATISFAÇÃO: O DESEJO NÃO ATENDIDO

Nos capítulos iniciais eu falo sobre os picos de estresse por que passei no início da minha vida adulta. Aquela explosão momentânea de sentimentos ou até mesmo a expressão séria ao realizar alguma tarefa, passeio ou programa. Pode parecer óbvio, mas nem sempre a questão é clara para quem está vivenciando.

Pois não conseguir dominar sua raiva, euforia ou indignação, por exemplo, traz sem dúvida culpa e traumas após os episódios, além de um sentimento constante de impotência.

O perfil de uma vida disfuncional é formado não apenas pelas experiências acumuladas ao longo do tempo, mas também pelos complexos que desenvolvemos na busca por amor e aceitação, enfrentando os julgamentos que a criança interior carrega consigo.

Todos esses aspectos nos fazem reféns de sempre estarmos dispostos a agradar o outro, seja ele o objeto do nosso amor romântico, família, amigos ou todo o meio social que nos cerca. Muito se fala do "complexo da boazinha"; esse termo foi usado no livro *A síndrome da boazinha*, da psicanalista americana Harriet B. Braiker, publicado em 2012. A autora refere-se ao desejo incontrolável de ajudar a todos.

Assim como a necessidade de que estejam todos bem ao seu redor, realizar tarefas e pagar contas que não são suas, sempre ter um olhar positivo para as atitudes alheias para consigo, ainda que sejam maléficas são alguns sinais de que sua prioridade está sempre em alguém no intuito de receber alguma validação plausível do seu esforço. Quando isso não ocorre, aumenta a frustação, trazendo mais e mais sofrimento.

Entendi exatamente como essa engrenagem emocional se apresenta e como ela faz questão de seguir deixando sequelas no caminho percorrido, arrastando-se por toda uma existência.

Passando pela minha experiência como uma jovem que saiu do convívio familiar aos 18 anos para morar em uma cidade distante, sem qualquer amparo financeiro ou o privilégio do afeto e cuidado dos familiares, enfrentei diversos desafios que moldaram minha independência.

Aos 19 anos, me iludi com o que se chama de empreendedorismo moderno e que hoje vejo como uma barganha de interesse capitalista, para reforçar a mentira da meritocracia, assim como diminuir a responsabilidade do estado para com o trabalhador. A questão é que, com alma artística e não me adaptando aos padrões convencionais de trabalho, não foi difícil para o lado artístico do meu verdadeiro eu surgir e acabar me levando às garras ultraliberais do mercado.

Dito isso, quando o salário mínimo brasileiro de um trabalhador era um valor de pouco mais de R$ 400,00, eu me obriguei ao esforço de estudar, muitas vezes até altas horas da noite, em uma área que permitiria trabalhar com o meu desejo de criação. Acredito que essa tenha sido a escolha da minha vida mais genuína e alinhada com o meu real desejo inconsciente, e muitas vezes um pequeno acerto nos permite um respiro na jornada.

Entre minhas inúmeras obrigações à frente e na tentativa da minha própria independência financeira, logo descobri as dificuldades que iam além do machismo estrutural e da misoginia que uma mulher enfrenta ao navegar na maré contrária da sociedade, gerindo a sua própria existência, muitas vezes tendo que negociar e acumular emoções de revolta diante das situações tão misóginas e desacreditadoras às quais somos expostas.

Nessa época, lembro-me de como meu temperamento oscilava entre momentos de altos picos de irritabilidade e alguns poucos de satisfação. Satisfação em executar um trabalho que me realizava cada dia mais. Irritabilidade devido a um trabalho inseguro financeiramente, além das altas responsabilidades que todo serviço terceirizado exige.

Percebo que durante esse tempo da minha vida, além de não me perceber, apenas conseguia ver o que o espelho me mostrava, mesmo assim, de maneira totalmente distorcida. Não existia preocupação alguma com meu bem-estar e nem uma possibilidade de enveredar pelos caminhos do autoconhecimento. Eu vivia acumulando tarefas sem fim em busca talvez de encobrir as dores emocionais e os momentos que me trouxeram dores e estavam regendo minha vida e minhas decisões até aquele momento.

Agora, eu ando pelas ruas por onde andava e me imagino com as mesmas roupas e desconhecida emocionalmente de mim mesma, e sinto uma solidariedade tamanha por aquela mulher ainda menina, inconsciente por completo de sua existência. Nas minhas observações atuais, percebo claramente que o trabalho é a maneira de fuga mais usada para enevoar a consciência, a fim de que o pensamento não traga as lembranças impossíveis de lidar, muito camuflado pelo capitalismo moderno e o consumismo dito necessário, o que se transformará na melhor justificativa para ter dois empregos e pular rapidamente de 44 horas de trabalho semanais para 60 horas ou mais, inclusive aos fins de semana.

Mesmo quando há uma necessidade perceptível de mudança, quando já não conseguimos segurar e o tempo acabará sobrando e se fazendo presente de alguma forma, muitos de nós procuram soluções limitantes da expansão da consciência. Buscam igrejas ou crenças a fim de cessar o que o ser busca para tentar encontrar tais respostas; evitam ainda mais o encontro consigo, abafando as emoções em um compilado de orações, engrandecendo a visão patriarcal e colocando-se como dependente do amor de um "ser homem", Deus imaginário. Alguns desses recursos acabam por ser o que é possível depois de décadas de negação da falta de autoconhecimento e de negação do seu ser genuíno. Quando já não basta acumular-se de trabalho ou a trivialidade de uma vida regida pelo álcool nos fins de semana e automática durante a semana, as buscas e coisas tendem por si sós a perderem o sentido e já não se sustentarem mais como antes.

Assim, passamos por essas respostas e, como eu, menina sempre insatisfeita com as respostas, questionando-as com vigor.

Eu, adulta, também não satisfeita com o aniquilamento diário do meu Eu, empurrando novas teorias e crenças uma a uma, a fim de receber delas alguma descoberta que fizesse sentido.

Entre elas, a descoberta de uma crença na qual o maior critério é voltar-se para dentro. Isso me chamou a atenção por perceber que inúmeras das coisas lidas traziam pistas resultantes em um mesmo contexto.

A pergunta desafiadora, básica e com ausência de respostas. Quem sou eu? Essa pergunta não fala sobre o que você faz no seu tempo para ganhar dinheiro, nem o que foi resultante de títulos na esfera de nenhuma relação amorosa ou familiar.

Até aquele dado momento, eu não saberia responder, pois, afogada em uma existência de inconsciência, o que ou quem era eu não parecia ser sólido nem tampouco me inspirava a confiança necessária para impor resposta. Simplesmente e puramente não existia resposta dentro da veste que vivia, já que eu desconhecia totalmente aquele ser.

Essa pergunta me perseguiu por dias. Como poderia eu não saber responder quem eu era? Eu me vi assombrada dentro da veste de alguém de fato desconhecida, como se eu houvesse me introduzido agora dentro de um lugar estranho, passei a procurar soluções que viessem me amparar pela resposta.

Eis que nasceu dessa polêmica tão profunda e confusa uma observadora feroz que investigava agora minhas ações e inclusive captava os muitos mais frequentes momentos de grandes insatisfações diárias. Isso ocorreu quando fui obrigada a parar pelo mistério e rebote universal da natureza, onde uma doença se espalha mundialmente e acaba com muitas existências, após não haver mais agenda a cumprir e nada mais necessitava de arrumação ou limpeza, até aquelas que desarrumara mais de uma vez somente para arrumar de novo e ter algo a fazer.

Foi um momento em que me embriagar e fingir normalidade já não cumpria mais o papel. Com todos os gatilhos aflorados pela convivência íntima e perturbadora dos meus, a cada dia crescia uma versão negativa também desconhecida do meu ser e a cada dia sentia-me mais invadida. Uma onda de necessidade de individualismo e solitude se apropriou. Junto com isso, um caos de seres vivendo dentro de um ambiente pequeno demais para eles, que era o meu corpo, a conduta desestabilizadora e, por que não dizer, destruidora vivia entre vários *selfs*, brigando entre vozes e ações, divergindo das falas uns dos outros. Como se não bastasse, havia aquele ser criado agora como observador que acompanhava tudo.

Na penumbra mental em que aqueles dias se passavam, sem conseguir organizá-los, descrevê-los ou identificá-los, só agora, quatro anos depois, me pus a fazê-lo, imersa nas idas e vindas dessas muitas faces, tentando compreender o caos estranho e generalizado em que tudo havia se transformado dentro de mim.

Entre eles, eu cito:

- O que foi implantado de julgamento para que eu afirmasse como seguro. O que me fazia acreditar que meu ser não merecia importância, afirmava o quanto eu era indigna de amor, ruim e incapaz. (Este se apropriou de mim quando passei a desenhá-lo mentalmente lá para os 6 ou 7 anos.)

- O que tremia de medo e de dor em qualquer possibilidade de abandono, a qualquer semelhança no mínimo detalhe que poderia ser interpretado como rejeição e um possível abandono. (Este me acompanha desde sempre, fantasiando cenas desse momento de abandono, jurando ele que antecipar a dor serve para me preparar e proteger.)

- O que após alguma compreensão histórica e acadêmica questionava a criação de tudo e se revoltava com o sistema econômico, patriarcal e cristão. Observando suas várias incoerências explícitas e negava-se por completo a obter sentido irreal. (Justificando as várias nuances de sofrimento passadas por mim e pelos meus.)

- O que precisava das raízes passíveis de salvação dada por herança cristã e hierarquia, que surgia principalmente nos momentos de aflição, negando e afrontando, geralmente engalfinhando-se com a menina questionadora e racional.

- O que rastreava tudo o que pudesse para fortalecer o lugar seguro de desamor e de todo julgamento negativo implantado. Para seguir me ferindo e me doendo, ele transforma-se rapidamente em um detetive, captando somente o que irá servir como objeto de sustentabilidade de sua visão arruinada. (Protegendo também aqueles que foram responsáveis por validá-la.)

Entre tantos, como disse, ainda tem a observadora, a criativa e a curiosa. Os três últimos trabalhavam em silêncio para que passassem despercebidos das brigas dos maiores e poderosos fatores que regiam minha mente, mas, volta e meia, também entravam em embates conflituosos com os outros.

Era nesse caos que tudo isso era imensamente gigante para caber no meu corpo, ainda que fosse considerado grande para os padrões de beleza sociais. Tudo isso ocorrendo ao mesmo tempo e espaço, ora se tornava externo aos olhos, ora obrigava minhas células a reverter todos os seus picos em algo orgânico.

Resultantes nos mais diversos sintomas, hoje conhecidos como TAG (Transtorno de Ansiedade Generalizada), no meu caso em toda confusão desse vasto tempo que mais parece uma tortura. Organizar um caos quando não há liderança e quando não há silêncio não é só difícil, como parece impossível.

A SILENCIOSA MÍSTICA

Como disse anteriormente, minhas descobertas me proporcionaram e proporcionam muitos momentos de reflexão porque, uma vez despertada, os momentos de solitude são cada dia mais necessários. Assim como fugir da sua própria companhia não faz mais sentido, a sua sensação de estar a sós muda e a presença do seu verdadeiro eu vai aos poucos se tornando mais íntimo, por que não dizer, mais agradável.

Eu recordo o dia em que me fiz presente da minha presença pela primeira vez. Já após a terapia, beirando os meus 36 anos, eu estive só, não em um momento em casa. Eu estive só na rua, sem pensar em mais ninguém, sem horário para voltar, sem sentir incômodo por isso. Com prazer escutei minha vontade, e, bom, fui cortar o cabelo. Há eu não saberia descrever se esse ato simbólico seria para enraizar as mudanças que estavam por vir e que meu consciente já havia desistido de segurar. Depois eu fui tomar um café e comprar um livro, como uma criança feliz, satisfeita, e eu percebi que havia algo de místico nestes instantes.

Era uma amizade a se concretizar entre o meu querer e as minhas ações, era uma coerência que exalava paz. Por alguns momentos, achei que esses sentimentos eram banais, mas nada é banal quando se faz genuinamente. Ali houve um acordo implícito em me levar mais vezes para passear, eu havia descoberto um momento de prazer que não me faria mal posteriormente.

Desse mesmo modo, voltando aos momentos de êxtase, turbulências e angústias, juntamente com a minha curiosidade pelo budismo e meditação, eu escolhi tentar. Tentar iniciar essa prática milenar de tão boas referências no alento de me sentir mais serena e acalmar todas aquelas personagens que ora me assombravam, ora me empurravam para crises de desconfiança e choros.

Nessa inicialização não era possível afirmar que consegui atingir o ápice do que é uma meditação. Mas posso afirmar como o silêncio se revela espiritualizado e místico. Descobri em silenciar-me uma prática profunda de embelezar os conflitos. Quando você se obriga a fechar os olhos e sentar-se sem compromisso ou sem expectativas, recebe ao passar do tempo um estado de escuta muito mais sensato.

Se você fecha os olhos e uma grande tela escura se coloca, se consegue fazer isso sem que todos aqueles pensamentos ultrapassem este grande nada, sinta que já conseguiu sim um contato positivo com a grandeza universal.

Nem sempre foi assim. Foram diversas tentativas frustradas algumas com desistências após os primeiros dois minutos, porque não há um manual para tal feito.

Eu só questionava que se era uma prática milenar utilizada por tantas pessoas que eu admirava, só poderia ser algo bom. Passei a entender que estes momentos de grandes "nadas" eram voltados com um preenchimento de reconhecimento, quando ouvia minha respiração e conseguia sentir a veste existencial do meu ser, a temperatura do meu corpo, a direção do vento. Eu me percebia tão atenta e ao mesmo tempo tão distante daquilo que conhecia como vida.

Os pensamentos aleatórios não conseguiam perdurar, porque meu ser estava ali, vivo no presente, o que possibilitava uma sensação de lucidez tamanha. Mas por outro lado nos momentos de silêncio em solitude, a meditação e a observação de si, também se torna o veículo que possibilita um encontro com as situações do passado e isso é extremamente importante, resgatar as tramas das nossas circunstâncias e fatos que moldam o nosso presente.

A princípio, foi a meditação, a matéria condutora capaz de possibilitar que enxerguemos que ainda há uma tela vazia presente, que existe um lugar seguro, só seu que lá o passado coabita com as novas construções. É desse pressuposto que o místico se apresenta no silencioso, fazendo-o compreender que há esperança no futuro.

E daí a possibilidade de reconstrução que será exatamente o que você quiser que seja. Se há a possibilidade de reconstrução do agora, do presente, se existe um grande "nada" capaz de deixar nosso ser em comunhão com a grandeza do instante, então há existência valiosa, não do que se foi, mas do que será.

E então, o que será?